中医临证四十年

汇通明鉴

文正宇 著

U0127622

中国中医药出版社
·北京·

图书在版编目（CIP）数据

中医临证四十年汇通明鉴/文正宇著. —北京：
中国中医药出版社，2019. 11
ISBN 978 - 7 - 5132 - 5740 - 4

Ⅰ. ①中…　Ⅱ. ①文…　Ⅲ. ①中医临床-经验-中国
-现代　Ⅳ. ①R249. 7

中国版本图书馆 CIP 数据核字（2019）第 213222 号

中国中医药出版社出版

北京经济技术开发区科创十三街 31 号院二区 8 号楼
邮政编码　100176
传真　010 - 64405750
河北新华第二印刷有限责任公司印刷
各地新华书店经销

开本 880×1230　1/32　印张 12　字数 350 千字
2019 年 11 月第 1 版　2019 年 11 月第 1 次印刷
书号　ISBN 978 - 7 - 5132 - 5740 - 4

定价　59. 00 元
网址　www. cptcm. com

社 长 热 线　010 - 64405720
购 书 热 线　010 - 89535836
维 权 打 假　010 - 64405753

微信服务号　zgzyycbs
微商城网址　https://kdt. im/LIdUGr
官 方 微 博　http://e. weibo. com/cptcm
天猫旗舰店网址　https://zgzyycbs. tmall. com

如有印装质量问题请与本社出版部联系（010 - 64405510）
版权专有　侵权必究

序　言

中医中药博大精深，其深奥渊博的知识至今仍然是人类研究的重要课题。早在《黄帝内经》中就提出了"天人合一"的观点，也就是说人是大自然的产物，可以用自然界的植物、矿物、动物防病治病。一年有四季，气候变化和细菌、病毒、空气污染都危害着人类的身体健康，给医学工作者增加了新的难题。

中国人民在几千年和疾病的斗争中，得以生存，是仰仗了中医中药的实际疗效。历代名医、药师层出不穷，如华佗、张仲景、李时珍、孙思邈等。笔者行医几十年，抱着救死扶伤的人道主义精神，刻苦钻研和学习前辈名医经典书籍，如《黄帝内经》《金匮要略》《医宗金鉴》《针灸大成》《温病条辨》《伤寒论》《医林改错》等，并不断学习总结应用于临床，几十年来颇有感悟和收获，在疑难杂症的诊疗方面也颇有心得，受到广大患者的认同。2000年，笔者应邀参加卫生部、国家中医药管理局等部门举办的21世纪中医药发展大会，两篇论文荣获优秀论文奖，本人也入选出国义诊团。应南洋中医药同仁多次邀请，在马来西亚为广大华侨同胞义诊和培训当地华人中医师、中药师，并兼任《南洋商报》和《新生活报》专栏中医师，受到当地群众的信任和爱戴，颇感荣幸。

中医看病是以辨证为基础，从整体出发诊断疾病，而西医看病比较直观，分系统、靠仪器和化验结果来诊断病症。中西医各有独到之处，要相互参照，相互学习。一个好的中医师既要有扎实的中医根底，又要掌握西医诊断和检验技能，才算得上是知识体系比较完善的医生。

在临床治疗中，运用传统中医药，灵活多变，胆大心细，不拘一格，随证配方，按照中医望、闻、问、切四诊要求及八纲辨证，谨慎辨证施治，并借鉴西医手段，综合辨病，精益求精，终能获得佳效。《中医临证四十年汇通明鉴》一书收录的病例是笔者几十年累积的成功经验，现如实记录，希望得到同仁的指教。

几十年的中医生涯告诉笔者，许多疑难病并非不治之症。有些是因医生经验不足，照葫芦画瓢，故难医好病。还有市场上的药材鱼目混珠，杂乱不堪，甚至假药横行，难以助医生医好患者。一个较为全面的中医师，不但要会看病，更重要的是还要识别药材的真伪、质量，并掌握其药理作用，以及药物之间的配伍，做到急者治标，缓者治本，或者标本兼治，才能使中药发挥其效果。要当好一个中医师并非易事，俗话说"医者父母心"，要抱着高度的职业责任感，细致地辨病、诊断、开药方，并且要独立思考，大胆地推翻一些误诊，方能使所谓疑难病症迎刃而解。本书可作为临床工作者的临床参考书。

文正宇

2019 年 3 月 18 日

文正宇（哲仁），男，生于1949年，湖南省长沙市人。早年就读于湖南中医学院，后来继续深造于成都中医学院，师承博士生导师杨介宾教授。对《针灸大成》《黄帝内经》《医宗金鉴》《丹溪心法》《伤寒论》《施今墨医案》等一百多册医书进行了深刻的学习和探讨研究。曾工作于中国人民解放军国防科技大学附属医院老干门诊，为中医科主治医生。曾应聘于中国九芝堂，为名老中医坐堂医师。2000年应邀参加北京21世纪中医药发展大会，两篇中医临床论文获优秀论文奖。现应马来西亚华人侨胞邀请，兼任南洋万应堂药业公司董事、顾问。受聘于《南洋商报》《新生活报》，为特约专栏医生。在马来西亚长期为华人侨胞、外交使节及社团邀请义诊，并为本地中医师、药剂师授课，深受当地华人及中国友人的好评。现工作于马来西亚广安中医门诊，为主任医师（中医全科医师）。

内容提要

　　本书介绍了作者四十年来临证的宝贵经验，包括临床综合运用中药、针灸、火罐、点刺放血、穴位注射、中药推拿、激光等方法，治疗肝癌、脑癌、乳癌、子宫肌瘤、乳腺增生、甲状腺肿瘤、胸腔积液、乙型肝炎、肝硬化症、冠心病、高血压病、糖尿病、骨质增生、骨刺、银屑病、湿疹、带状疱疹、荨麻疹、水痘、咳嗽、哮喘、登革热症、青光眼、十二指肠溃疡、血友病、胆结石、肾结石、骨伤科、肾衰竭、中风瘫痪等病证的独特经验和疗效。

目 录 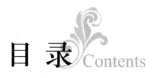Contents

内科疾病

骨伤科疾病

外科疾病

妇科疾病

五官及口腔科疾病

其他疾病

内科疾病

1 风寒咳嗽

李某，男，32 岁，系营销工作者。患风寒感冒，出现咳嗽、发热、畏寒怕冷，虽经某诊所打点滴后发热得到缓解，但 5 天后仍然咳嗽不止，只好转看中医。患者面白少神，频频咳嗽、流涕，伴头痛，痰白多泡沫，咽痒，脉浮，舌质淡白，舌苔白湿，小便清长。诊断为风寒咳嗽。

麻黄 10g	防风 12g	细辛 3g
前胡 12g	杏仁 12g	生姜 3 片
炙甘草 12g	桂枝 12g	白芷 10g
川贝母 10g	桔梗 12g	化橘红 12g
大枣 15g	五味子 12g	

3 剂。

嘱患者药煎浓汁，趁热服用，避风寒，待出微汗，药服 3 剂后病人完全康复。服药 3 天忌生、冷、酸、腥食物。

咳嗽应先辨明病因病机。无论寒咳、热咳、燥咳……还是虚证、实证、表证、里证……总之，要辨证论治才能药到病除。如果一概而论，胡乱开出一些镇咳的药，只触其皮毛，没治在根本上，甚至把寒咳当作热咳来医治，是医不好病人的，而且误治会加重病情的深入，转化为难治之症。风寒咳嗽一般在冬春季节多见，但也有日常患此病的。中医理论认为肺主皮毛，由于素体正不抵邪，外感风寒，风寒犯肺，引起肺脏有失宣降，风寒内闭。

治宜开腠理，逐散风寒，兼理气宣肺，化痰镇咳。

2 风热咳嗽

骆某，男，35岁，一酒家高级职员。时值盛夏，气温在38℃以上，他日常工作中常往返于室内外。由于室内开空调温度低，而室外气温高，这样一冷一热，很容易致病。比如铁匠打铁时淬火将烧红刀具置于冷水中，刀具都会掉一层壳，何况是人在烈日曝晒下汗流浃背即进入冷气房，岂有不病的道理。刻下患者面红，咳嗽，痰黄稠，咽痛，头痛，鼻塞伴胸闷，脉弦数，舌质红，舌苔黄，小便黄热。处以加味银翘散：

金银花12g	白芷10g	桑白皮12g
僵蚕10g	桔梗12g	连翘12g
牛蒡子12g	川贝母10g	炙枇杷叶12g
薄荷12g（后入）	荆芥12g	射干12g
前胡12g	百部12g	五味子12g
防风12g	黄芩12g	化橘红12g
炙甘草12g	杏仁12g	

4剂。

本方辛凉解表，除秽，泻肺热，泻气分热，疏散风热，佐入清化热痰和收敛之药，治疗获效。

3 肺燥咳嗽

杨某，男，28岁，在面包房工作。正值秋天气候干燥连续十多天没下雨，杨某咳嗽1周。去过医院服用了一些抗生素和止咳嗽药水，几天后仍然干咳不止，遂改服中药。刻下患者干咳无痰，咳时面颊胀得赤红，伴心情烦躁不安，咽痛，口渴，小便黄热，脉细数，舌质艳红，舌苔干涩。辨证为阴虚肺燥咳嗽。

黄芩12g	地骨皮12g	牛蒡子12g
紫菀12g	炙款冬花12g	川贝母10g
诃子10g	桑叶12g	金银花12g
射干12g	百部12g	炙枇杷叶12g
北沙参10g	乌梅10g	大青叶12g
连翘12g	杏仁12g	桔梗12g
炙甘草12g	百合15g	

4剂。

患者服药1剂后，当天晚上就宁静下来，药服4剂后康复。时值秋天气候干燥连续十几天不下雨，许多人感到鼻咽干涩、口唇干枯，更有甚者出现咽痛、干咳、心烦等症状。由于盛夏气温高，人体流汗过多，使之阴阳失调，多数人出现阴虚火旺的表现，加上空气干燥，尘埃飞扬，病菌又容易吸入肺部，就出现干咳等症状。肺脏在人体中按阴阳五行归为"金"，宜润不宜燥。

4 燥咳

酷暑季节虽然已经过去,秋天的傍晚一丝丝凉风吹拂在人们身体上,令人舒畅。秋高气爽,在宁静的深夜伴随着微风,人们渐渐进入了梦乡。有人身着单衣裤就睡着了,第二天起来就感到不适,症见干咳无痰,头痛,咽干,口干,喉部痛痒。肺主皮毛。当人体皮肤受到凉风的侵袭时,首先会殃及肺部。并且人们经过一天的工作和学习后比较疲倦,晚上进入睡眠后,人体部分系统处于半休眠状态,免疫功能会有所降低。另外各种灰尘和细菌在干燥的空间中随风飘浮着,秋天干燥,空气中湿度不高,导致燥咳无痰的患者增多。

在中医阴阳五行学说中肺脏属金,在人体经络学说中肺脏归属于手太阴肺经。燥咳为肺阴不足,要润肺,清肺利咽。因为咽为肺之门户,肺燥生虚火,还会导致患者烦躁不安,口干咽痛干咳,甚者伴低热、头痛、精神疲乏等证候。我自拟五白汤推荐给各位朋友,既能保健养身,又能清肺利咽、润肺止咳,不妨一试。

五白汤:

鲜白果 10 粒,去壳去皮去心,切忌生吃。

鲜百合 30g。

鲜天然白蜂蜜 60mL。

鲜白莲子 20g,去莲子心。

干白木耳 5g,先以凉水浸泡 30 分钟再去水。

以上食材放水适量炖服,咳嗽甚者加川贝母 5g 即可。一天炖服一次,连服 3～5 天效果更好,本品口感好,芳香扑鼻,老少咸宜。

白果性偏寒，止咳平喘，补肺阴；百合性平，补水生津；蜂蜜润肺补肺，能提高肺的免疫功能；白莲既补脾又清肺养阴，培土生金；白木耳不仅能润滑疏导，而且能清润补肺，如买不到鲜品，前往中药行买干品浸泡 1 小时再炖亦可。

5 支气管炎引起的咳嗽

罗某，女，8 岁。其母亲带女儿来寻诊于我，诉说女儿体虚，一遇到风寒就犯老毛病咳嗽、发热，在医院经 X 光检查提示患支气管炎，经静脉滴注抗生素后发热已退，但孩子仍然咳嗽，请我诊治。患者面白少神，咳嗽，痰白稠，脉沉弦，舌质淡白，舌苔少。经辨证为肺虚正不抵邪，风邪犯肺，营卫不和，肺失宣降。处以三子养亲汤加味：

苏子 6g	连翘 10g	杏仁 5g
款冬花 6g	虎耳草 10g	莱菔子 10g
荆芥 10g	川贝母 6g	炙枇杷叶 10g
五味子 6g	白芥子 6g	防风 6g
半夏 6g	炙甘草 10g	上桂粉 0.5g（兑服）
金银花 10g	白芷 5g	百部 6g
鱼腥草 10g		

5 剂。

上方降逆、调和营卫、止咳化痰。鱼腥草、虎耳草佐入方中对肺部炎症治疗效果好，上桂粉既补命门火衰，又气化呼吸系统，起到了宣肺利咽的作用，以此用药极为巧妙。

6 肺虚咳嗽

李某，女，70岁。咳嗽久治不愈，服药不效，X片检查示肺部无病灶，自述手心脚心时常发热，午夜时感觉发热盗汗、咳嗽更为明显，并伴气促、痰稠。患者脉虚无力，舌质淡白，舌苔少，时常要喝点凉开水润喉咙才感觉舒服。辨证为肺阴虚内热引起的咳嗽，由于阴虚而引起五心烦热、骨蒸、潮热、盗汗。治宜清退虚热，补其肺阴，止咳化痰，泻其肺热，利其肺气。

黄芩12g	桑白皮12g	川贝母10g
炙款冬花12g	旋覆花12g（包）	化橘红10g
阿胶珠12g（兑服）	地骨皮12g	鱼腥草15g
杏仁12g	前胡12g	炙枇杷叶12g
百合30g	五味子12g	银柴胡12g
白果10g	半夏12g	炙甘草12g
太子参12g		

5剂。

肺虚咳嗽一般老年人多见，肺脏功能随着年龄的增长逐渐衰退，肺部的收扩功能和免疫功能都有所下降。临床常见肺阴虚引起咳嗽、肺气不利，声音低微的虚咳伴气促等证候。

7 咽喉炎引起的咳嗽

张某，男，35岁。经常咳嗽，咽部梗阻感不适数月，偶尔有痰伴干咳。脉沉濡，舌质红，舌苔黄腻，检查发现咽部周围充血，喉底部可见分布不均粟状红色疱疹多颗。因此诊断为咽喉炎引起喉咙不适的咳嗽，并非是肺部病因的咳嗽。处以半夏厚朴汤加味：

半夏 12g	生姜 1 片	陈皮 12g
杏仁 12g	桔梗 12g	白牛膝 12g
厚朴 12g	藿香 12g	浙贝母 12g
黄芩 12g	桑叶 10g	茯苓 12g
苏叶 10g	苍术 12g	威灵仙 12g
甘草 6g	薄荷 12g（后入）	

12 剂。

本方主旨清热利湿，燥湿，开提肺气，理气化痰，软坚散结。如遇声音嘶哑者加蝉蜕 10g。舌艳红、舌苔黄厚、咽部红肿者即是热重于湿，方中酌情去掉生姜为妥。此病证临床上虽说是小病，但根据我多年临床经验，认为本病较顽固，非一朝一夕就能治愈，必须和患者说清楚治疗过程一般为 1 个疗程 10～15 天，咽喉部疱疹消失才算康复，那时咳嗽自然也就好了。

咽喉炎是西医病名，中医学中没有发炎一词，可参考梅核气治疗。咽喉为肺胃之门户与通道，由于中上焦湿热聚集，上乘于咽部，久而久之喉底部会出现红色疱疹梗阻喉咙，导致不适而引发咳嗽。

8 肾不纳气引发的咳嗽

张某，男，72岁。咳嗽多年未愈。患者面消瘦少神，气促，自述痰少，咳嗽，有时小便不禁，平时小便频、双下肢乏力伴轻度水肿，脉沉无力，尤以尺脉虚无力，腰酸背胀。辨证为命门火衰、肾不纳气引起的虚咳。

炙麻黄 10g	川贝母 10g	旋覆花 12g（包）
炙甘草 12g	化橘红 12g	杏仁 12g
炙款冬花 12g	鲜竹沥（兑服）50mL	北沙参 12g
五味子 12g	前胡 12g	半夏 12g
桔梗 12g	炙枇杷叶 12g	上桂粉 1g（兑服）

4剂。

方中一升一降（麻黄为发散的升药，半夏为化痰止咳降逆药）开提肺气，以上桂粉补命门火衰，又气化肾脏和膀胱，平滑肺脏。上桂粉含挥发油需装入。密封袋。

服上方咳嗽已愈，双下肢消肿，继服下方扶正固本。

杜仲 12g	淫羊藿 12g	菟丝子 12g
鹿胶 12g（烊化兑服）	茯苓 12g	炙黄芪 15g
续断 12g	肉苁蓉 12g	制附子 10g
龟胶 12g（烊化兑服）	山药 20g	五味子 12g

巴戟天 12g	益智仁 12g	上桂粉 1g（兑服）
熟地黄 12g	山萸肉 12g	

7 剂。

一年来再未犯病。本病多见于中老年患者。中医理论认为肾为先天之本，先天不足或后天肾脏亏虚都有可能导致此病发生。

9 肝风上乘咽痒不适咳嗽

吴某，男，55 岁。面红目赤，咽痒，有嗜酒史，干咳无痰，脉弦有力，舌质绛红，舌苔黄干涩，小便黄热，大便结硬伴心情烦躁。

黄芩 12g	钩藤 12g	白芍 12g
胆南星 12g	淡竹茹 12g	玉竹 12g
五味子 12g	冬桑叶 12g	菊花 12g
川贝母 10g	僵蚕 12g	南沙参 12g
北沙参 12g	天花粉 12g	青黛 15g（包）
蛤粉 15g（包）	羚羊角粉 3g（冲服）	生地黄 12g
杏仁 12g	半夏 12g	百合 30g
炙甘草 12g		

7 剂。

嘱服药期间忌烟酒及辛辣、辛温、辛燥食品，1 周后咳嗽渐好。黛蛤散为青黛、蛤粉各等份，两药相伍有克肝火之药理作用，如有咳血者加阿胶珠 12g、仙鹤草 15g 即效。

由于饮食不节，时常酗酒、嗜酒，容易损伤肝脏，轻者会引动肝风上窜，表现为眼睛干涩，咽痒不适，干咳无痰。肝脏在中医阴阳五行学说中属木，易生火。如果木生火就会克肺，木生火会热极生风，故肝风肝热。治宜平肝息风，直折肝火，养阴清肺，止咳化痰。

10 痰湿壅闭的咳嗽

蔡某，男，30 岁。有鼻炎病史，流脓涕，咳嗽，痰多黄稠，打过针也吃过抗生素类药和止咳药水，始终未愈。患者面色无华，舌质淡白，舌苔白腻，舌体胖边有齿痕，脉沉濡。诊断为脾湿生痰的咳嗽。由于脾不化湿以致湿困引起头重等症状，痰湿壅于肺部，肺不能正常肃降，痰盛为患。治以涤痰，化痰止咳，宣肺利肺，开胸散结，兼之芳香醒脾燥湿，断其后路。

黄芩 12g	杏仁 12g	瓜蒌 12g
苍术 12g	石菖蒲 12g	陈皮 12g
葶苈子 15g	前胡 12g	厚朴 12g
藿香 12g	佩兰 12g	甘草 6g
川贝母 10g	桔梗 12g	半夏 12g
苏子 12g	茯苓 12g	五味子 12g

7 剂。

患者未再来复诊。

在中医理论中，脾归属为土，畏湿喜燥。脾为后天之本，又有脾为生痰之源之说。故脾湿易生痰。常见症状有流脓涕、中耳炎流脓、头重、头痛、头闷、咳嗽等症，应标本兼治方能奏效。

11 肺炎

张某，男，29 岁。咳嗽少痰，发热，双肺干啰音，脉细数，舌质红，苔黄燥，口干，小便黄热，辨为风邪犯肺。治以泻肺热，补肺阴，配合针灸治疗。处以泻肺救肺汤：

黄芩 12g	蒲公英 20g	淡竹叶 12g
北沙参 12g	葶苈子 15g（包）	浙贝母 15g
炙甘草 12g	百合 20g	桑白皮 12g
杏仁 12g	百部 12g	瓜蒌 12g
鱼腥草 20g	麻黄 10g	款冬花 12g
炙枇杷叶 12g	金银花 20g	生石膏 30g
紫菀 12g	化橘红 12g	

7 剂。

针灸方：
鱼际（点刺放血）、大椎（点刺放血）、少商（点刺放血）、肺俞、列缺。

针灸一次。

12 支气管炎实证

陶某，男，60岁。当时我应九芝堂药业有限公司聘请每周两天坐堂应诊。时值八月盛夏，气温高达38℃。一天上午陶某气喘不停，非常难受。他儿子将他背进来找我看病。患者又咳又喘，双手放在桌上，口朝天，喘个不停。当时，我用银针刺定喘、鱼际穴（点刺放血）。片刻后，患者才缓口气。患者面红唇红，脉弦数有力，大便结，小便黄，舌质艳红，舌苔黄燥，有嗜烟酒史，平时饮食不节。辨证为邪热中脏腑，热毒内遏，木火刑金。治以清肺平喘，泻肺热，止咳化痰，涵水抑木，降逆。处以麻杏石甘汤加味：

麻黄 10g	栀子 12g	紫菀 12g
半夏 12g	杏仁 12g	知母 12g
北沙参 12g	赭石 20g（包）	生石膏 30g
炙枇杷叶 12g	川贝母 10g	旋覆花 15g（包）
炙甘草 12g	炙款冬花 12g	化橘红 12g
淡竹茹 12g	诃子 12g	五味子 12g

3 剂。

二诊：陶某哮喘好了很多，但仍有咳嗽，痰多，痰黄白稠。再方如下：

黄芩 12g	杏仁 12g	白果 10g
炙枇杷叶 12g	桑白皮 12g	百部 12g

莱菔子 12g（包）　　炙甘草 12g　　　　葶苈子 15g（包）

前胡 12g　　　　　　白芥子 12g（包）　紫菀 12g

川贝母 10g　　　　　炙款冬花 12g　　　苏子 12g（包）

炙麻黄 12g　　　　　青黛 15g（包）　　蛤粉 15g（包）

五味子 12g

5 剂。

黛蛤散即青黛、蛤粉，入肝经，直折肝火。

一年来，未再犯病。

13　支气管炎伴哮喘

　　林某，男，6 岁。经常因咳喘去医院，但总是病根不断。病重时哮喘，有水鸡叫声。一日他母亲带着来我家请我治疗。患者面白少神，流涕咳喘，指纹青紫，舌质淡白，舌苔白湿，畏寒喜暖。辨证为肺虚，营卫失调，弱不禁风。治以补肺宣肺，止咳平喘，补命门之火。处以小青龙汤加味：

麻黄 5g　　　　　　炙甘草 6g　　　　　川贝母 5g

旋覆花 6g（包）　　桂枝 6g　　　　　　附子 3g

百部 6g　　　　　　桔梗 6g　　　　　　杏仁 6g

干姜 3g　　　　　　苏子 6g（包）　　　化橘红 6g

半夏 5g　　　　　　白芍 3g　　　　　　细辛 1g

3 剂。

二诊：病情转好，已不哮喘，唯咳嗽未愈。患者年龄较小，肺娇嫩，证属正不抵邪，应标本兼治，清肺，补肺，止咳化痰。处以五白汤：

白果 5g	白蜜 50g	白木耳 10g
莲子 10g	百合 10g	川贝母 5g
雪梨（半个）		

以上药味蒸服，连服 3 天。

三诊：痰少，精神转好。再拟方如下：

黄芩 5g	川贝母 5g	白芥子 6g(包)
僵蚕 5g	桑白皮 5g	前胡 5g
莱菔子 5g	南沙参 5g	北沙参 5g
炙麻黄 6g	百部 5g	半夏 5g
白果 5g	杏仁 6g	苏子 6g（包）
化橘红 6g	百合 10g	款冬花 6g
五味子 5g	旋覆花 6g（包）	上桂粉 2g（兑服）
炙枇杷叶 6g	炙甘草 6g	

7 剂。

药服 7 剂后，终究治愈，至今未犯。

14 肺虚哮喘

廖某，男，68岁。时常干咳，未能治愈，一遇气候变冷就犯哮喘病，X线片检查示双肺纹理增粗、模糊不清晰。患者面白少神，咳喘伴鸡鸣声，痰多，痰白稠，脉虚无力，舌质淡白，舌苔白湿。辨证为肺虚哮喘。由于肺脏得不到润养，致肺阴虚，不能抵御外来的风寒侵袭。治宜补虚，逐散风寒，止咳降逆平喘，治标又固本，恰到好处。

方一：玉屏风散加味。

防风 12g	炙黄芪 15g	白术 12g
炙麻黄 12g	白芷 10g	半夏 12g
白果 10g	化橘红 12g	炙枇杷叶 12g
桂枝 10g	川贝母 10g	旋覆花 12g
百合 30g	桔梗 1g	炙款冬花 12g
细辛 3g	杏仁 12g	苏子 12g
沙参 12g	炙甘草 12g	五味子 12g

7剂。

方二：

冬虫夏草 3g	燕窝 3g	百合 15g
玉竹 10g	白蜜 50mL	

每日蒸服1剂，10剂愈。

哮喘较为顽固，而发病率约为5%，死亡率约为2%，特别是在冬春季节尤为严重。治疗此病应辨证论治才有效果。

而有些医生认为此病较难治愈，就是治好了也是暂时的。我不赞成这样的看法，只要仔细辨病归类对症下药是完全可以治愈的。哮喘也要分清是寒哮、热哮，是虚证、实证，不能一概而论。

15 肾虚哮喘

尹某，女，64岁。背弯曲，由女儿携扶着来门诊找我看病。患者无精打采，哮喘，腰不能伸直，伴咳嗽，双肺鸡鸣声，痰白稠带泡沫，腰酸背胀，小便频，脉沉无力，尤以尺脉虚，舌质淡白，舌苔少，伴口干。

方一：

炙麻黄 12g	白前 12g	半夏 12g
苏子 12g（包）	白果 10g	五味子 12g
杏仁 12g	炙款冬花 12g	赭石 20g（包）
白芥子 12g（包）	北沙参 12g	上桂粉 1g（兑服）
川贝母 10g	旋覆花 12g（包）	化橘红 12g
莱菔子 12g（包）	诃子 12g	炙甘草 12g
白芍 12g		

3剂。

服完3剂药接服下方。

方二：人参蛤蚧散。

吉林人参 150g	酒炙蛤蚧 5 对（去头）	白甘草 250g
浙贝母 250g	白僵蚕 60g	白芍 60g

以上药物烘烤置凉后打粉过 120 目筛，呈面粉状，嘱患者每日早晚各服一次，每次一汤匙约 10g，用凉开水调成糊状，以温开水频频送服。如能用天然蜂蜜一汤匙溶于温水中送服，疗效更好。切忌服用干粉以防不测。

事隔半年，患者已康复，面色红润，精神焕发，腰也挺直了，非常高兴。

16 寒证哮喘

林某，男，9 岁。系我邻近一位朋友的独生儿子，全家视他为心肝宝贝，但一遇天气变化就犯老毛病哮喘，也求治过不少名医，始终未能治愈。某年冬天的一个星期天上午，他母亲带他登门求治于我。患者面白，鼻梁青筋暴露，畏寒怕冷，哮喘痰多白泡，脉迟，舌质淡白，舌苔白。辨证为寒证哮喘。治以止咳平喘，清肺涤痰。

炙麻黄 6g	杏仁 6g	百部 6g
菜菔子 10g	炙甘草 10g	细辛 2g
瓜蒌 6g	炙款冬花 6g	冬瓜仁 10g
五味子 6g	白芷 5g	半夏 6g
苏子 6g（包）	鱼腥草 12g	上桂粉 0.5g（兑服）
川贝母 6g	前胡 6g	白芥子 6g
化橘红 6g		
5 剂。		

17 热证哮喘

陶某，男，59岁。盛夏的一天上午，他儿子背着他来门诊找我看病。陶某骨瘦如柴，面红目赤，哮喘不止，看上去很难受，一时低着头，一时面朝天，喉咙传出一声声水鸡鸣叫声。待休息片刻后我才为其把脉，他儿子说父亲犯病多年，就是没治愈，一到天热盛夏就哮喘，害怕过热天，平时有饮酒吸烟的习惯，是湖南某厂的书记兼厂长，现退休在家。患者脉洪数有力，舌质艳红，舌苔干涩，不咳无痰，小便赤热，大汗淋漓。我急用三棱针在以下穴位点刺放血：少商、鱼际、中冲、少冲、十宣、大椎。经放血后患者显得宁静些，我才开始问病。根据症状确诊为热证哮喘。处以麻杏石甘汤加味：

麻黄10g	白芍12g	旋覆花12g（包）
款冬花12g	天花粉12g	黄柏12g
生石膏30g	炙甘草12g	赭石20g（包）
浙贝母12g	石斛12g	知母12g
杏仁12g	半夏12g	莱菔子12g
玉竹12g	黄芩12g	玄参12g
鲜竹沥60mL（兑服）		

3剂。

二诊：陶某5天后又来复诊，见面便说这中药还真有效，服1剂就好像开锁一样灵验，要求再方。患者不哮喘了，只是有些气促，面颜都转好，口渴、小便赤热有所改善，脉弦有力，舌质红，舌苔少。邪热中肺脏病情缓解，但其病根在肝。由于患者平时有嗜酒习性，体瘦阴虚火旺，肝阳上亢，肝火灼肺，因此在治疗法则上应降逆平喘，直折肝火，平肝潜阳，补其肺阴，以黄柏配伍知母补水生津来涵水抑木，断其根源，扶正固本兼施。处以泻肺养阴汤：

黄芩 12g	杏仁 12g	旋覆花 12g（包）
生地黄 12g	天花粉 12g	炙枇杷叶 12g
桑白皮 12g	浙贝母 12g	南沙参 12g
北沙参 12g	天冬 12g	玉竹 15g
炙甘草 12g	炙麻黄 10g	半夏 12g
百合 30g	麦冬 12g	鲜竹沥 60mL（兑服）

7 剂。

药尽病除。

18 | 15 年的哮喘痼疾

　　家住马来西亚新山的江某，男，70 岁。20 来岁就从事汽车喷漆工作。身体较强壮，哮喘病发作时就惨了。自述十多年来看过不少医生，曾经也去过中国、新加坡求医，始终没有治愈，每天傍晚就开始发病，所以每天吃了晚饭后就必须服一粒麻黄碱，才能控制当天夜晚不发病。

　　2006 年 6 月 3 日，他慕名求治于我。患者体格强壮，自述每日习武，还带了不少徒弟呢！曾经在中国武坛荣获过一次银牌奖项。俗话说："好汉只怕病来磨。"过去的辉煌如今已不在了。患者咳嗽，痰黄白，咽痒，舌质淡白，少苔脉虚，而且哮喘多在晚上发病。按阴阳五行学说，夜晚为阴也，白天为阳也，肺属金，金生火，年老体虚者进入夜晚五脏六腑功能更加低下，阳气外越，肺气上逆，命门火衰无以气化精水，濡养脏腑。治以泻肺平喘，降逆，化痰止咳，滋补肺阴，补命门火衰，促使肾水气化上乘。

黄芩 12g	莱菔子 12g	杏仁 12g
款冬花 10g	炙枇杷叶 12g	桑白皮 12g
苏子 12g	旋覆花 12g(包)	百部 12g
炙甘草 12g	葶苈子 12g	炙麻黄 12g
赭石 15g（包）	沙参 12g	五味子 12g
鱼腥草 12g	川贝母 10g	化橘红 12g
白果 12g	上桂粉 0.5g（兑）	

7 剂。

针灸方：

定喘、肺俞（斜刺）、鱼际、肾俞、命门（艾灸）。

每日 1 组次，7 次为 1 疗程。

二诊：2006 年 6 月 29 日上午。患者笑容满面，述病情缓解，无须再服麻黄碱，能昼夜安宁，但仍有干咳现象，脉细，舌质淡白，舌苔少，双肺无啰音，基本正常。这种干咳属虚咳，治以补肺、润肺、开提肺气。处以益气补肺汤：

白人参 12g	白果 15g	白蜜 30mL
白木耳 10g	桔梗 12g	百合 15g
燕窝 5g	白莲 12g	

10 剂。

并嘱临睡时蒸服，每日 1 剂。

以留行子压贴定喘穴，耳穴压贴肺、肾、平喘，每 2 天 1 次，连续 6 天，之后完全恢复健康，并于同年应约去中国郑州参加了亚洲武术精英赛。

临床诊断治疗哮喘，一定要认真仔细地辨证，哮喘有虚证、实证之分，有寒哮、热哮之别。除此之外还有花粉、异味过敏诱发的哮喘，也有肾不纳气所导致的哮喘。如果误治、反治，未分辨证候，妄投药物，则会适得其反，不但不见疗效还会加重病情。

19 | 过敏引起的哮喘

此病多发于春末初夏季节。时值春暖花开，花粉会随风飘浮在空气中，部分人吸入气管和肺部会打喷嚏，也有咽痒不适、干咳少痰的，重则诱发哮喘。

易某，男，50 岁，是一位休养所勤杂工，经常打理所内卫生，做些花木修剪工作，只要到春天栽植树木鲜花盛开时节就犯哮喘。起初总以为是春季流感病毒引起气管炎诱发哮喘，去医院就是打点滴抗生素消炎，但是难以治愈，X 线片检查示双肺均正常无异，平时也没有饮酒吸烟不良习性，一日请我诊治。

患者自述虽经西医治疗后症状减轻，但仍气促，入夜便哮喘不能平卧，靠着床头睡觉很辛苦。每年春季总要发一次病，只有到盛夏病情才渐愈。

我边听边把脉思忖着……脉象弦数，舌质红，舌苔黄白。患者素体正不抵邪，进入午夜哮喘不能眠，是肝木横逆之时肝气犯肺；白日气促、喘息属肺虚，再吸入花粉则诱发此病。治以平肝理气，降逆平喘，理气化痰，收敛止喘。处以黛蛤散加味：

青黛12g（包）	蛤粉15g（包）	冬桑叶12g
细辛3g	代赭石20g	川贝母10g
薄荷叶10g	防风12g	白芍10g
旋覆花12g	杏仁12g	诃子10g
黄芩12g	白芷6g	炙甘草12g
化橘红12g	炙枇杷叶12g	五味子12g

7剂。

以黛蛤粉平肝理气，黄芩、桑叶苦寒养阴入肺经，防风、白芷、细辛对呼吸系统平滑肌有抑制作用，通过止痉挛而止咳，白芍、甘草缓急，代赭石、旋覆花降逆，其他药理气化痰，诃子、五味子收敛止喘。药尽见其功效。

20 | 胸腔积液哮喘

2001年11月21日，一名老妇人蹲在门诊外哭泣，店员李某询问时才知晓老人患病未愈就被某医院劝回家，原因是无力再支付几千元住院费用。随后她的儿子携其母亲找我看病。

熊某，女，66岁，患糖尿病合并肺炎胸腔积液伴哮喘未愈，胸部疼痛，哮喘，坐立不安，情绪恐慌，时而说着"我不想死"，在旁人的劝慰下老人才平静下来。患者面部憔悴，气促，气喘，双肺有湿啰音，双肺肋部位隆肿，用手指敲打无回声，双下肢水肿，脉弦数有力，舌质淡白，舌体胖，舌苔黄白腻。诊断为肺炎胸腔积液。由于积液压迫肺叶导致双肺收扩功能受阻，肺脏不能正常肃降引起哮喘、积液壅闭局部而胀痛。治以泻肺引水下行，降逆平喘，涤痰化痰，祛邪。中医所谓"祛邪"，非指神话所谓"降妖伏魔"之"驱邪"。此"祛邪"意指祛除病邪。处以复方麻杏石甘汤：

黄芩 12g	麻黄 10g	桔梗 12g
旋覆花 12g(包)	薏苡仁 20g	
葶苈子 15g（包）	生石膏 30g	川牛膝 12g
款冬 12g	茯苓皮 15g	地骨皮 20g
杏仁 12g	瓜蒌 15g	冬瓜皮 12g
老姜皮 12g	桑白皮 12g	甘草 12g
半夏 12g	鱼腥草 30g	

5剂。

二诊：1周后复诊，患者无痛楚感，自述服药后排小便次数增多，可见双下肢均消肿，双肺部用手指叩击有回声，双肺轻度湿啰音，已经不再哮喘了。脉弦细数，舌质淡白，舌苔薄白。这一切表明药已运其功效，再方以化痰清肺、养肺、补肺。处以救肺汤：

黄芩 12g	炙麻黄 10g	半夏 12g
紫菀 12g	北沙参 12g	炙枇杷叶 12g
桑白皮 12g	浙贝母 12g	牵牛子 12g
瓜蒌 12g	百合 20g	玉竹 12g
炙甘草 12g	鱼腥草 30g	杏仁 12g
款冬花 12g	白果 10g	天花粉 12g
阿胶珠 12g（兑服）		

7 剂。

事隔一月余，老人家买菜路过药店，见我在坐诊，进来笑着对我说谢谢，救了她的命。麻杏石甘汤加黄芩、葶苈子、桑白皮、川牛膝，用于治疗蕴热壅闭于肺的积水，泻肺水效果极佳。可加牵牛子 12g 于首诊方中，其利水效果更神速。

21 哮喘伴胸腔积液、胆囊结石综合征

陈某，男，66 岁，长沙市人。1999 年 4 月 1 日其家属请我出诊。当时家属讲患者刚从医院出院，院方已发出病危通知单，劝其出院。患者气喘难忍，咳嗽不断，正在家中输氧输液。患者表情痛苦。病历示有支气管哮喘、胸腔积液，伴胆囊结石综合征。脉洪数，舌质艳红，光剥苔，几天没大便。根据症状，急则治标，泻肺水，平喘止咳，泻下焦脏腑之瘟邪湿热。处以复方大黄附子细辛汤：

黄芩 12g	桑白皮 12g	麻黄 10g
川贝母 10g	生石膏 20g	化橘红 12g
炙甘草 10g	旋覆花 12g	瓜蒌 15g
半夏 12g	厚朴 12g	白前 12g
前胡 20g	生大黄 12g	炮附子 10g
细辛 5g	葶苈子 15g（包）	

5 剂。

不难看出，方中双管齐下，药物反佐配伍，其药效神验。服药5剂，大小便排泄很多，病人比较安宁，痛苦减轻，能食用面条、米粥，病情有所好转。

二诊：1999年4月5日。效不更方，按原方继服5剂。服药后每日大便一到两次，能下床走动。

三诊：1999年4月10日。患者气促仍咳，痰黄绿色，腰痛，右肋下肿大拒按疼痛，脉弦，舌质红，苔黄薄。病情有缓解，但是胆囊结石作疼。治以泻肺热，涤痰化痰，疏肝理气，排石利石。

黄芩 12g	当归 15g	白芍 20g
鱼腥草 30g	炮穿山甲粉 6g（调服）	桑白皮 30g
麻黄 10g	川贝母 10g	益母草 30g
上桂粉 1.5g（兑服）	杏仁 12g	瓜蒌 15g
厚朴 12g	夜交藤 30g	薤白 12g
葶苈子 15g（包）	白芥子 15g（包）	龙葵 20g
虎杖 30g	槟榔片 20g	蒲公英 30g
紫花地丁 20g	丹参 20g	乌梅 20g

7 剂。

患者服药后完全康复。

22 气候变冷触发哮喘

文某，男，68岁。经常干咳，遇气候变冷触发哮喘。X线片示肺部纹理增粗。脉虚，舌质淡白，少苔。处以玉屏风散加味：

黄芪15g	桂枝12g	杏仁12g
百合30g	防风12g	细辛5g
半夏12g	白果10g	白术12g
白芷10g	旋覆花12g（包）	北沙参12g
炙麻黄12g	川贝母10g	苏子12g（包）
化橘红12g	炙款冬花12g	五味子12g

7剂。

23 老年哮喘

尹某，女，64岁。背弯曲，哮喘，肺部鸡鸣声，说话无精打采，脉沉弦，舌质淡白，苔少，小便频，腰痛背胀。处以人参蛤蚧散：

吉林白参150g	白甘草250g	僵蚕60g

酒炙蛤蚧 4 对（去头足）　浙贝母 250g 白芍 60g

1 剂。

以上研末过筛如面粉状，嘱患者早晚用温开水调服一勺（约

24 儿童哮喘

王某，男，9 岁。患支气管炎哮喘，多次求医未愈。发病时咳嗽伴哮喘难受，痰白稀，脉弦数，舌质淡白，苔白。处以平喘止咳救肺散：

炙麻黄 6g	川贝母 6g	半夏 6g
紫菀 6g	细辛 2g	杏仁 6g
前胡 6g	款冬花 6g	白芷 5g
瓜蒌 6g	百部 6g	苏子 6g（包）
白芥子 6g（包）	鱼腥草 12g	五味子 6g
莱菔子 10g	化橘红 6g	上桂粉 0.5g（兑服）
冬瓜仁 10g	炙甘草 10g	

5 剂。

25 胸腔积液哮喘

张某，女，66 岁。糖尿病合并肺炎胸腔积液，经某医院治

疗未愈。患者呻吟疼痛气喘，脉弦有力，舌质淡白，舌体胖，苔湿腻。处以泻肺饮子：

黄芩 12g	麻黄 10g	桔梗 12g
旋覆花 12g(包)	葶苈子 15g（包）	生石膏 20g
川牛膝 12g	款冬花 12g	地骨皮 20g
杏仁 12g	瓜蒌 15g	冬瓜仁 12g
桑白皮 12g	甘草 12g	半夏 12g
鱼腥草 30g	薏苡仁 20g	茯苓皮 15g
姜皮 12g		

7 剂。

26 花粉过敏哮喘

杨某，男，55 岁。时值春暖花开，触发过敏性哮喘。患者哮喘难忍，脉弦数，舌质红，苔黄白。处以平喘降逆汤：

黄芩 12g	防风 12g	甘草 15g
川贝母 10g	金银花 15g	白芷 12g
赭石 30g（包）	杏仁 12g	连翘 12g
细辛 3g	旋覆花 12g（包）	炙枇杷叶 12g
荆芥 12g	白芍 15g	化橘红 12g
薄荷 6g	苏子 12g（包）	桔梗 10g
诃子 12g	牛膝 15g	五味子 12g
上桂粉 1g（兑服）		

7 剂。

27 肺气肿咳喘胸痛

汪某，男，70 岁。1991 年 11 月 20 日，其家属来我门诊，要求我出诊。见患者卧床咳喘不止，诉说心肺部不适隐痛，大便不畅，小便量少黄褐色，口干口苦乏味，痰白稠，纳差，畏寒怕冷。查阅病历，知该患者支气管炎伴哮喘病史多年，并有高血压病、冠心病。患者脉弦紧，舌体胖，边有齿痕，舌质淡白，舌苔黄白腻。其病因病机为瘟邪湿热，犯中焦脏腑，痰湿作祟壅闭，久病必有瘀。治以泻肺热，止咳化痰平喘，引水下行，使邪有出路，兼活血化瘀。

黄芩 12g	葶苈子 15g（包）	冬瓜仁 12g
金钱草 30g	鱼腥草 30g	薏苡仁 15g
桃仁 12g	牛膝 12g	当归 12g
红花 12g	瓜蒌 12g	泽泻 12g
半夏 12g	厚朴 12g	薤白 12g
白通草 10g	桂枝 6g	川贝母 10g
杏仁 12g	陈皮 12g	白芥子 12g（包）
莱菔子 15g	王不留行 15g（包）	车前子 12g（包）
乳香 10g（包）	没药 10g（包）	甘草 6g

7 剂。

二诊：其女儿来门诊述说父亲的病大有好转，小便增多，胃口尚可，咳喘、心痛均有改善，要求我继续出诊一次。患者咳喘缓解，心不痛了，小便也多了。脉弦，舌质淡红，舌苔黄薄，痰白稀。

黄芩 12g	桑白皮 12g	地骨皮 12g
川贝母 10g	杏仁 12g	炙枇杷叶 12g
炙麻黄 10g	炙款冬花 12g	旋覆花 12g（包）
僵蚕 12g	化橘红 12g	百部 12g
白芥子 12g	苏子 12g（包）	莱菔子 12g
前胡 12g	半夏 12g	瓜蒌 12g
厚朴 12g	百合 20g	北沙参 12g
炙甘草 12g	五味子 12g	

7 剂。

一日，其女儿来门诊，说父亲的病已经好了。

久病必有瘀，痰湿壅闭于肺脏，积液压迫心脏，以致咳喘不停，心痛不适。化痰开结，引水下行，心肺之疾患逐渐治愈。中医辨证论治，有同病异治、异病同治之说，这就是很好的例子。

28 | 肺心病诱发胸腔积液双下肢水肿

刘某，男，70 岁，系湖南制药厂退休干部，参加过抗美援朝战争，性格执着。2003 年 2 月 11 日他夫人请我出诊。记得当时正下着绿豆大的冰雹，室外气温 0℃以下，寒风刺骨。为了救治患者我立刻随同前往他家。一进门见患者躺在一木靠椅上，脸朝着天，张开嘴喘咳不止，呼吸困难问而不答，只是把手摇了一下，嘴唇紫绀，面浮肿，双下肢水肿，双肺湿啰音伴鸡鸣声，不能动弹，咳嗽痰多带白色泡沫，血压 165/90mmHg，心率 99 次/分钟，脉洪数，舌质红苔黄。其夫人诉说平时患者有嗜烟酒的严重恶习。本病为肺心病合并胸腔积液，双肺水肿压迫心脏，情况危急，必须叫救护车送医院救治。患者听了不语，只是摇手拒绝，他夫人在旁说他先生不愿意去医院，请求服中药。

黄芩 12g	杏仁 12g	牛膝 12g
莱菔子 15g	前胡 12g	化橘红 12g
葶苈子 20g（包）	川贝母 10g	白芥子 12g
旋覆花 12g（包）	半夏 12g	炙麻黄 10g
鱼腥草 20g	桔梗 12g	苏子 12g
款冬花 12g	厚朴 12g	黄芪 15g
防己 15g	王不留行 12g（包）	白果 10g
僵蚕 12g	泽泻 15g	炙甘草 12g
薏苡仁 20g	五味子 12g	

5 剂。

嘱患者大儿子急去买此药并急煎，待药汁微温频频服用。

二诊：一日我正在门诊部给另一患者看病把脉，只听见后面候诊的一老先生叫了我一声"文医师"。我回头一望，答了一句并没在意，接着他夫人说：是我先生呢！我再一望，他满脸笑容对着我说："我就是刘××呢！"我简直不相信自己的耳朵，对方像变了一个人似的。患者自述说，服药一剂就见效，10 多分钟后就小便增多，没一小时又要小便，现咳喘好多了，双下肢也渐消肿，全家为此都感到很高兴。

查血压 140/78mmHg，心率 97 次/分钟，双肺仍有湿啰音，仍咳，痰白稀带泡沫，脉弦紧，舌质红，舌苔薄黄，双下肢轻度水肿。

黄芩 12g	赭石 30g	款冬花 12g
桔梗 12g	莱菔子 12g	黄芪 15g
半夏 12g	瓜蒌 12g	川贝母 10g
苏子 12g	僵蚕 12g	牛膝 12g
葶苈子 20g（包）	化橘红 12g	杏仁 12g
防己 12g	炙甘草 12g	苦参 10g
厚朴 12g	百部 12g	前胡 12g
白芥子 12g（包）	炙枇杷叶 12g	五味子 12g

5 剂。

三诊：药尽患者能单独步行来门诊了，心情很好。患者面部、双下肢均已消肿，双肺有轻度湿啰音，仍咳嗽、痰少，脉弦，舌质红，舌苔薄黄，血压 125/80mmHg，心率 79 次/分钟。表明患者又进一步好转，肺部积水已退，但肺部尚有余邪，继续治以泻肺水，泻肺热，清肺利肺，止咳化痰涤痰，补其肺阴。

黄芩 12g	白果 10g	款冬花 12g
前胡 12g	莱菔子 15g	生石膏 30g
桑白皮 12g	川贝母 10g	旋覆花 12g（包）
化橘红 12g	炙枇杷叶 12g	滑石粉 30g
鱼腥草 20g	杏仁 12g	百部 12g

葶苈子 15g(包)　　　炙甘草 12g

泽泻 12g　　　　　　薏苡仁 20g　　　　炙麻黄 12g

瓜蒌 12g　　　　　　白芥子 15g（包）　五味子 12g

牛膝 12g　　　　　　北沙参 12g

5 剂。

以后未见刘某来复诊。一天他隔壁邻居小孩病了，由爷爷和奶奶带孙子请我看病，诉述刘某现在身体健康如常，他两老还时常惦记着我。

方中以防己、黄芪加牛膝、泽泻，其利水功能速现。佐以苦参之意，是该药有抑制心脏早搏之药理效应，屡用屡效，患者服药后康复很快，像这样的危症我都没料想到能起死回生，继而痊愈。用药如用兵，贵在神速，我本人也乐在其中。

据临床观察，70% 患肺心病并发胸腔积液双下肢水肿者都有支气管炎病史和吸烟史。从病理上分析，支气管炎扩张肺叶肿胀会导致患者气促、咳喘，甚至吐血现象的发生。肺部肿胀会挤压心脏，以致心悸、胸闷证候出现，病情进一步恶化病人会呼吸困难、面色青紫、嘴唇发乌。由于肺不能肃降、肺气不宣、肺收扩功能衰退，会影响水的疏泄以致胸腔积液水肿，如不及时采取救治措施会危及生命。本病为肺有失宣降、宣降失调导致肺部积水凌心，痰湿壅闭。治疗上应泻肺水、宣肺、降逆、引水下行、开提肺气、理气化痰。

29 肺积水

　　家住新山的罗女士，于 2009 年 1 月份开始咳喘不止，去专科医院做 X 线片检查示右肺积水，肺癌待查。30 多岁的罗女士正当年，每日工作十几个小时，面对老板交给她的繁重任务，忙得喘不过气来。每天清晨 5 点就起床从马来西亚乘坐巴士到邻国新加坡工作，直至深夜 12 点才返回家中。早起暮归，风寒入肺引起支气管炎咳嗽，肺部隐隐作痛，经专科医生 X 线片检查才查出右肺积水。罗女士面色苍白，咳喘难熬。当时西医建议住院抽水治疗被她拒绝。经过细致查看 X 线片，我辨证为支气管炎合并右肺积水，如不及时采取有效治疗，会蔓延到左肺部，到那时就病入膏肓面临着死亡的危险了。处以复方三子养亲汤：

黄芩 12g	白芥子 12g	款冬花 12g
川贝母 12g	黄芪 15g	前胡 12g
炙麻黄 10g	炙枇杷叶 12g	桑白皮 12g
莱菔子 12g	旋覆花 12g	化橘红 12g
防己 12g	百部 12g	鱼腥草 20g
炙甘草 12g	葶苈子 12g（包）	苏子 12g（包）
赭石 15g	薏苡仁 20g	泽泻 12g
杏仁 12g	白果 10g	

5 剂。

　　药服 5 剂咳喘症状缓解，右肺部隐隐作痛消失，效不更方再进 5 剂，症状完全消除，再去专科做 X 线片复查，积水完全消退，双肺清晰。

30 肺结核伴胸腔积液咳血

周某，男，52岁，患肺结核胸腔积液咳血症状，虽经住院治疗未愈，于1997年12月1日求治于我。查阅病历及X线片，病史属实。患者面白少神消瘦，咳喘不宁，痰中带血呈粉红色，乏力，纳差，耳鸣，脉虚无力，舌质淡白，舌苔光剥。本病为素体正不抵邪，劳累过度，结核杆菌趁虚而入犯肺。治以平肝潜阳，滋阴补肺，祛邪扶正。

黄芩12g	知母12g	桑白皮12g
仙鹤草15g	山药15g	蒲公英20g
甘草6g	黄柏12g	生地黄12g
熟地黄12g	白芍12g	茯苓12g
薏苡仁20g	龟板12g	当归6g
阿胶珠15g（兑服）	白术12g	鱼腥草20g
桑白皮12g		

5剂。

二诊：1997年12月23日。治以泻肺热，补水生津，补中益气，抑制咳血。

黄芩12g	蒲公英20g	仙鹤草15g
黄柏12g	知母12g	阿胶珠15g（兑服）

葶苈子 10g（包）	鱼腥草 20g	冬瓜仁 15g
龟板 15g	生地黄 15g	熟地黄 15g
白芍 12g	桑白皮 12g	薏苡仁 15g
茯苓 15g	白术 12g	山药 15g
当归 12g	石斛 12g	

5 剂。

三诊：1997 年 12 月 31 日。治以止咳化痰，泻肺水，活血补血止血，补其肺阴。

黄芩 12g	百合 12g	鱼腥草 30g
龟板 15g	天花粉 12g	白及粉 15g（凉开水调服）
桑白皮 12g	薏苡仁 15g	生地黄 15g
熟地黄 15g	石斛 15g	仙鹤草 15g
葶苈子 12g（包）	蒲公英 30g	黄柏 12g
知母 12g	百部 15g	阿胶珠 15g（兑服）
当归 12g	白芍 12g	

5 剂。

四诊：1998 年 1 月 7 日。治以扶正固本，祛瘀生新，开提肺气。

党参 12g	山药 12g	薏苡仁 15g
桑白皮 12g	百部 15g	白及粉 15g（凉开水调服）
当归 15g	白术 12g	化橘红 12g
鱼腥草 15g	百合 12g	龟板 15g

白芍 15g	茯苓 12g	黄芩 12g
蒲公英 15g	白果 12g	熟地黄 15g
甘草 6g		

7 剂。

五诊：1998 年 1 月 15 日。经省人民医院照片复查，肺部纹理清晰无病灶，但本人要求继续服药，以巩固疗效。脉弦细，口干，失眠，纳差。

黄芩 12g	蒲公英 30g	薏苡仁 15g
百合 12g	沙参 12g	熟地黄 15g
天花粉 12g	桑白皮 12g	仙鹤草 30g
冬瓜仁 12g	白果 12g	太子参 15g
当归 12g	石斛 12g	鱼腥草 30g
阿胶珠 15g（兑服）	百部 15g	桔梗 12g
龟板 15g	白芍 12g	白及粉 15g（凉开水调服）
夜交藤 15g	酸枣仁 12g	

7 剂。

夜交藤与酸枣仁佐入方中，能安神定志催眠。

一日，周某来诊室感谢，告知病已痊愈。

31 空洞型肺结核

邹某，男，55 岁。之前是我的病人。X 线片检查提示患右上肺门空洞型肺结核，结核病医院要求他住院治疗以策安全（因为空洞靠近肺动脉，随时有大量吐血的可能）。由于家庭经济条件不宽裕，又是下岗工人，没能入院，只好求治于我。1998年4月1日，邹某来我诊室，面白少神，消瘦乏力，咳喘，痰中带粉红色血块，病情危急。患者脉沉数，舌质红，少苔，口渴。本病为素体虚弱，病菌入肺脏。治以杀灭结核杆菌，养其肺阴、补肺救肺，止咳止血化痰，祛瘀生新。

黄芩 12g	白果 12g	杏仁 12g
百部 12g	百合 20g	浙贝母 15g
紫菀 12g	前胡 12g	南沙参 12g
北沙参 12g	太子参 12g	地骨皮 15g
黄柏 12g	龟板 12g	鱼腥草 20g
知母 12g	麦冬 12g	五味子 12g

白及粉 15g（凉开水调服）　薏苡仁粉 20g（凉开水调服）

酒炙蜈蚣 2 条（研末调服）

10 剂。

白及粉用凉开水调服，有止血、祛瘀生新的药理作用。

二诊：1998年4月15日。患者邹某咳血止，精神转佳，但是仍然咳嗽，痰黄白稠，脉弦细，舌质淡红，舌苔薄白。根据症状判断已转危为安，病情稳定。效不更方，再进15剂，西药配合治疗继服，嘱其1个月后去结核病医院复查。其X线片检查示双肺清晰，无点状和空洞现象。其西医放射科主任非常惊奇疑，无法相信会好得这样快，建议患者去湖南湘雅医院做CT扫描复查，其结论仍然如此。像这类的病人，一般至少要住院治疗3个月以上，才能稳定和痊愈。中医主任查阅我的中医药处方，觉得此方有一定的道理，但不可理解的是为什么会开蜈蚣。殊不知蜈蚣经酒炙后研末吞服，有很强的抗结核杆菌药理活性作用，结合白及粉可祛瘀生新止血，薏苡仁研末吞服对肺脏有解痉和化痰的作用，薏苡仁含薏苡仁酯成分，如果入煎效果就破坏了。后嘱患者禁烟、禁酒、禁狗肉及辛温油炸食品。

像这样严重的结核病人能在 1 个月治疗后肺部病灶钙化，身体康复，在半年内达到这样治疗效果也很难得。而结合中医治疗能使病期大幅度缩短，从而减轻了长期服抗结核类西药对身体造成的毒副作用，特别是对肝脏的损害。目前肺结核在世界各地区依然呈上升趋势，其死亡率已有所增加，对人类构成危害。以中医为主西医为辅相结合治疗此病症疗效肯定，疗程短，治愈率提高，无一例死亡。

32 肺结核咳血

杨某，男，52 岁。1987 年 12 月 7 日，经同事介绍来老干部门诊找我就医。病历示双肺结核伴咳血病症。患者面削瘦，面色无华如土，咳嗽不止，痰中带血块，双肋隐痛，气促乏力，厌食，盗汗，脉虚无力，舌质淡白光剥苔。

黄芩 12g	炙冬花 12g	白及 15g
五灵脂 12g	蜈蚣 2 条	桑白皮 12g
紫菀 12g	血余炭 12g	五味子 12g
薏苡仁 30g	川贝 10g	前胡 12g

荆芥炭 12g	玉竹 12g	桔梗 12g
百部 12g	百合 30g	蒲黄炭 12g
太子参 12g	炙甘草 10g	仙鹤草 20g

7 剂。

方中蜈蚣酒炙烘干碾末，薏苡仁烘干打粉过筛，两药掺和用蜜糖、凉开水调成糊状伴中药煎剂服用。

一周后复诊，自述服药后病情好转，仍咳少痰，血止，脉沉细，舌质淡红，舌苔白薄，可见服上药后病证减轻。

黄芩 12g	鱼腥草 30g	川贝 10g
款冬花 12g	天花粉 12g	五味子 12g
桑白皮 12g	白蚤休 12g	桔梗 12g
僵蚕 12g	玉竹 12g	薏苡仁 30g
地骨皮 15g	百部 12g	化橘红 12g
白及 12g	北沙参 12g	蜈蚣 2 条
银柴胡 12g	前胡 12g	紫菀 12g
血余炭 12g	太子参 12g	

15 剂。

方中酒炙蜈蚣、薏苡仁、白及，研末过筛用凉开水调服。

月余后复诊，精神佳，轻度干咳，脉弦，舌质淡红，苔薄。

黄芩 12g	川贝 10g	百合 20g
炙杷叶 12g	川楝子 10g	天冬 12g
薏苡仁 30g	鱼腥草 30g	浙贝母 12g

北杏仁 12g	炙甘草 10g	蒲黄 12g
麦冬 12g	白蚤休 12g	前胡 12g
北沙参 12g	五味子 12g	阿胶珠 12g（兑服）
桑白皮 12g	百部 12g	紫菀 12g
白及 12g	生地 12g	青黛 12g（包）
蛤粉 12g（包）	炙冬花 12g	五灵脂 10g
熟地黄 12g	蜈蚣 2 条	

15 剂。

方中酒炙蜈蚣、薏苡仁、白及，研末过筛用凉开水调服。

一日来门诊道谢时说，经某省级医院复查，X 线片显示双肺正常，阴影钙化，人也长胖了。患者是因操劳过度，免疫力下降，结核杆菌乘虚而入，酿成此病。经常熬夜，肝气上乘灼肺，导致咳血不止。治以止咳化痰，润肺止血，直折肝火，祛瘀生新，补其肺阴，杀灭结核杆菌。蜈蚣酒炙碾粉调服，有杀灭结核杆菌的药理作用（受《医宗金鉴》一书启发）。

33 陈旧性肺结核

陈某，女，74 岁。住湖南省湘乡市郊。由于患者病危，住进市某结核病医院，一个多月仍未治愈，但转危为安。经亲友介绍前来求治于我。患者系双肺陈旧性结核，CT 片上可见双肺叶均有大小不均的阴影，好似被虫吃过的萝卜菜叶一样。病人面苍白，消瘦，少神乏力，脉沉弱，舌质淡白，苔黄薄，干咳不停，偶尔咳脓痰，痰稠，痰中带粉红色，可以说是病入膏肓。

黄芩 12g	酒炙蜈蚣 2 条（研末调服）	
白果 12g	龟板 12g	桑白皮 12g
浙贝母 15g	款冬花 12g	生地黄 12g
鱼腥草 20g	杏仁 12g	百部 12g
知母 12g	仙鹤草 20g	前胡 12g
百合 30g	麦冬 12g	薏苡仁粉 20g（调服）
桔梗 12g	白及粉 15g（调服）	白蔹休 12g
炙甘草 12g	五味子 12g	阿胶珠 15g（兑服）
白芍 12g		

12 剂。

二诊：患者病情稳定，咳血止，痰白，脉沉弱，苔黄白。在以上中药方中加紫河车粉 15g（兑服），冬虫夏草 5g。再进 15 剂。

一个多月后，其大儿子来我家说他母亲好多了，能吃些饭菜，能在家中料理家务，人也长胖了些，请我再方。效不更方，再嘱其在原方上将冬虫夏草加到每剂 10g，继服 15 剂。

一日，患者前来复查，X 线片检查显示双肺钙化，无其他病变，完全康复。嘱患者连服以下方剂善后。白毛黑嘴水鸭去其内脏，与虫草 10g，莲子 50g，百合 50g 一起炖服。月内连服 3 只鸭子巩固疗效。

34 浸润型肺结核

曾某，男，48岁。系长沙市人。家庭病史：父亲结核病死亡。他本人经某医院X线片证实左上肺浸润型肺结核。2004年2月3日经同事介绍找我治疗。曾某嗜烟酒习惯，工作繁忙。患者消瘦，面色无华，干咳少痰，纳食差，左上肋隐痛月余，X线片显示左上肺有大小不均片状、点状阴影，肺纹理增粗，诊断为浸润型左上肺结核。脉弦数，舌质淡红少苔。中医辨证为肺阴虚、肺燥、肺热，正不抵邪。治疗上应泻肺热，补肺阴，润肺化痰镇咳，杀灭结核杆菌。处以抗痨固金汤：

黄芩12g	紫菀12g	白及粉15g（调服）
白芥子12g（包）	桑白皮12g	炙款冬花12g
北沙参12g	五味子12g	地骨皮20g
前胡12g	玉竹12g	鱼腥草20g
川贝母10g	百部12g	百合12g
白蚤休12g	杏仁12g	桔梗12g
葶苈子15g(包)	紫河车粉12g（兑服）	
炙甘草12g	薏苡仁粉20g（调服）	
酒炙蜈蚣2条（研末调服）		

15剂。

二诊：2004年2月19日上午，患者自述按上方服药后，基本不咳了，痰少了。面色红润，比以前长胖，纳食尚可，精神转好。脉弦，舌质淡，舌苔白湿。症状减轻，证明药已对症。在原方上再进 15 剂，酌情加白果 10g，瓜蒌 12g，半夏 12g，橘红 12g，炙枇杷叶 12g。

三诊：2004 年 3 月 16 日。患者心怀喜悦地将 X 线片复查报告单给我看，其检查结果示左上肺浸润型肺结核，病灶钙化。患者面容红润，长胖了，精神饱满，心情舒畅。纳食、睡眠均可，症状消失，并且精力充沛。脉细，舌质淡红，舌苔薄白。患者已康复，继服下方以巩固疗效。

黄芩 150g	杏仁 50g	白及粉 30g
熟地黄 150g	桑白皮 150g	百部 100g
南沙参 50g	枸杞 100g	鱼腥草 150g
款冬花 30g	北沙参 50g	枇杷叶 30g
白蚤休 50g	紫菀 30g	百合 50g
甘草 100g	川贝母 50g	化橘红 30g
生地黄 150g	紫河车 50g	冬虫夏草 15g
薏苡仁 150g	炙蜈蚣 15 条	

1 剂。

以上药味碾末过筛，蜜炼成丸为梧桐子大，嘱其每日饭前 1 小时服 15～20g，温开水送服，每日 3 次。并在服药期间忌烟、酒、辛辣、燥烈食品。

35 肺结核并发胸腔积液

罗某，男，47 岁，干部。2004 年 2 月 2 日就诊。患者自述十几天在市某中心医院住院，诊断为右肺结核伴脓肿积液，每日抽液一次，服西药症状未见好转，特来求治。刻下气促，胀痛，低烧，胸闷，咳喘，咳绿色浓痰，右肋部明显隆起，右肺部湿啰音，脉弦数，舌质红，舌苔黄腻。处以泻肺平喘抗痨汤：

黄芩 12g	桑白皮 12g	化橘红 12g
百合 20g	莱菔子 12g	葶苈子 15g（包）
炙款冬花 12g	北沙参 12g	川贝母 10g
白芥子 12g（包）	百部 12g	鱼腥草 20g
紫菀 12g	炙麻黄 12g	苏子 12g（包）
薏苡仁 20g（研末调服）	桔梗 12g	杏仁 12g
川牛膝 12g	炙蜈蚣 1 条（研末调服）	
炙甘草 12g	生石膏 30g	瓜蒌 12g

15 剂。

二诊：2004 年 2 月 20 日复诊。自述症状减轻了，药进 1 疗程后，胸部 X 线片复查示右肺部无积液。患者右肺部隆起部位消肿，浓痰消失，伴轻度咳嗽，右肺部轻度湿啰音，脉沉弦，舌质红，苔薄。药已对症，应以标本兼治，扶正固本，在原方上酌情减去炙麻黄、生石膏，加冬瓜仁 12g，地骨皮 15g，紫河车 12g，炙枇杷叶 12g，玉竹 12g，补其肺阴，清肺利肺。再进 15 剂，西药按上方配伍再继续服用 1 个月，继后 CT 复查显示完全康复。

36 肺气肿

凌某，男，72 岁。老干部离休。患慢性支气管炎合并肺气肿，咳嗽，气促，不能卧，面白少神，痰白稠。每次发病总是靠西医打点滴治疗，一遇天寒就不敢外出。2001 年 12 月就诊。患者脉弦紧，咳嗽痰稠白，气促，双鼻呼吸扇动，舌质淡白，苔白腻。痛苦不堪。本病为双肺虚，肾虚，命门火衰，肾不纳气。治以止咳平喘，补肺气降逆，补命门火衰，气化肺肾一升一降促使肺叶消肿，止咳化痰开窍。

黄芩 12g	苏子 12g（包）	旋覆花 12g（包）
炙甘草 12g	桑白皮 12g	白芥子 12g（包）
白果 12g	炙枇杷叶 12g	川贝母 12g
半夏 12g	前胡 12g	赭石 20g（包）
杏仁 12g	瓜蒌 12g	百部 12g
化橘红 12g	款冬花 12g	桔梗 12g
僵蚕 12g	五味子 12g	上桂粉 1.5g（兑服）
莱菔子 12g（包）		

7 剂。

针灸方：
定喘、肺俞、列缺、内关、肾俞、命门（灸）、志室（灸）。
5 天为 1 疗程，每天 1 组次。

二诊：病情稳定，患者松了一口气，自感欣慰。患者脉弦，舌质淡红，苔少，咳缓，少痰，病情渐好。处以人参蛤蚧散：

吉林白参120g　　　白甘草120g　　　上桂粉20g

酒炙蛤蚧2对（去头足）　僵蚕60g　　　浙贝母120g

白芍60g

1剂。

以上药味烘干碾末过筛，嘱患者每日早晚各服一次，每次13～15g。用凉开水将药调成糊状，温开水送服（切忌吞服干粉）。月余后，患者自述药效很好，不咳不喘了，呼吸平和，再未打过点滴。但仍畏风畏寒，遇到天气变化时偶尔干咳。在上方中加玉屏风散：防风60g，黄芪100g，白术60g。一同碾末再按以上服法用1疗程。从此以后，凌某能外出和老干部们一起野外钓鱼，进行一些户外活动，遇到小风小浪也无妨，全家都很高兴。一年多来再也没有犯病，人也长胖了，脸色红润，精神饱满。以后凡是遇到此类病人，服上方治疗均获效，治愈率90%以上。

37 矽肺病

王某，男，58岁，是新加坡一工厂的车床技工，工作30多年。由于身体渐渐消瘦，力不从心，经中央医院诊断为支气管疾病，被迫提早退休四处求医。2007年2月1日就诊，患者面白骨瘦如柴，身高1.72米，体重43公斤。自述从事车床技工，在新加坡为老板打工30多年，工作环境差，空气流通不好，飞扬的粉尘多。曾多次患重病，诊断为支气管炎，无肺结核和肺癌症状。患者干咳少痰，痰稠黄，痰中有血点或血块、血丝不等，血色有时浅红、粉红、暗红，双肺有干啰音，双肋骨连皮暴露清晰可数，口干，纳食差，全身乏力气促胸闷，双肺隐痛，只能靠卧，脉细数，舌质艳红，舌苔干涩，舌根下少量瘀血点。根据多年临床经验诊断他患的是矽肺病。由于铁锈尘埃的吸入和操劳过度，终成顽疾。肺脏受污染，尘埃黏附在肺叶上，呼吸受阻，形成恶性循环，致使肺脏干涸萎缩。中医理论认为肺主宣降，宜润不宜燥。在中医阴阳五行学中肺属金，而肝属木。患者昼夜劳累，肝火上乘灼肺，以致肺脏有失濡养受煎熬，木火刑金。治以养阴清肺，直折肝火，理肺涤痰，软坚散结，久病必有瘀兼之活血化瘀行气止痛。处以泻肺养阴汤：

黄芩 12g	鱼腥草 15g	川贝母 10g
白芥子 12g(包)	百合 15g	南沙参 12g
北沙参 12g	桑白皮 12g	薏苡仁 20g
杏仁 12g	莱菔子 12g	玉竹 12g
炙枇杷叶 12g	葶苈子 12g（包）	百部 12g
白果 12g	炙款冬花 12g	僵蚕 12g
炙甘草 12g	五味子 12g	仙鹤草 12g
阿胶珠 12g（兑服）		

7 剂。

二诊：2007 年 2 月 8 日。面色转红润，精神佳，痰少，痰中带血少，肺部隐痛减轻，饮食、睡觉转好，脉弦细，舌质淡白，苔白，体重由原来 43 公斤增重到 46 公斤。继上方中加炙麻黄 10g，再进 7 剂。

三诊：2007 年 2 月 15 日。咳嗽痰少，偶尔有粉红色痰，咽痒，脉弦，舌质淡红，苔黄白湿，症状减少。咽痒系肝风肝热上乘，处以川贝母瓜蒌汤加味黛蛤散。黛蛤散，以青黛、蛤粉合之，对于肝火灼肺，药力效果颇佳。

川贝母 10g	茯苓 15g	百合 30g
白及 12g	白果 12g	蛤粉 15g（包）
瓜蒌 12g	化橘红 12g	百部 12g
北沙参 12g	生田七片 12g	炙款冬花 12g
天花粉 12g	桔梗 12g	白前 12g
玉竹 12g	青黛 15g（包）	炙枇杷叶 12g
炙甘草 12g		

7 剂。

四诊：2007 年 2 月 25 日。体重增至 48 公斤，自我感觉良好，仍轻度咳嗽无痰，咳血没有了，脉弦细，舌质淡红，苔薄，继以巩固疗效，处以养阴清肺汤：

黄芩 12g	白芥子 12g	瓜蒌 12g
炙款冬花 12g	白前 12g	白果 12g
桑叶 12g	川贝母 10g	半夏 12g
桔梗 12g	五味子 12g	北沙参 12g
葶苈子 12g	杏仁 12g	百部 12g
化橘红 12g	炙枇杷叶 12g	百合 30g
炙甘草 12g	白及 12g	阿胶珠 12g（兑服）

7 剂。

月余后在超市与他相遇，跟我打招呼，说身体恢复健康，现给朋友帮忙打工。

患本病者多数是在粉尘污染的环境中长期工作，如矿井、石料加工场、铸金属模型车间、水泥厂、石膏板厂等场所。由于粉尘在空气中飞扬，在场人员长期吸入尘埃，粘连在气管和肺叶上，日积月累，虽然人体肺脏可通过咳嗽，将一些肮脏的粉尘顺着痰液从肺脏气管排出来，但仍有相当部分吸附在肺叶上难以排出。因此肺脏的功能会受到影响直至患病。常见症状为面白少神，多数体型消瘦，干咳少痰，伴胸闷、双肋隐痛不适、气促，病重者体重明显下降，咳嗽痰中带暗红色血点，全身乏力，X线片示肺叶呈现模糊、纹理增粗朦胧不清晰，少数患者可见双肺叶萎缩，严重者丧失劳动能力。

38 风寒感冒发热

李某，女，22岁。患风寒感冒，畏寒发热，脉浮数，舌质红，苔白，头痛流涕。治以辛温解表，疏散风寒，温中理气，退热止痛。处以麻黄桂枝汤加味：

麻黄 10g	细辛 5g	大枣 15g
白芷 10g	桂枝 12g	生姜 3 片
防风 10g	陈皮 10g	银柴胡 12g
饴糖 50g（调服）		

3 剂。

39 风热感冒的发热

张某，男，33 岁。时值盛夏，头痛发热咽红肿，小便黄热，脉弦数，舌质红，苔黄薄。治以辛凉解表，疏风散热，清肺利咽，使邪有出路。处以复方银翘散：

金银花 15g	白芷 12g	香薷 12g
扁豆花 10g	连翘 12g	牛蒡子 12g
板蓝根 12g	芦根 12g	荆芥 12g
射干 12g	山豆根 6g	竹叶 12g
防风 12g	黄芩 12g	木蝴蝶 10g
栀子 12g	生石膏 20g	滑石粉 20g（包）
甘草 12g		

3 剂。

40 阴虚引起发热

张某，女，46 岁。消瘦，五心烦热，小便黄，口渴，夜晚盗汗，脉沉弦，舌质红，少苔。治以清退虚热，滋阴潜阳，泻气分热，泻血分热。处以复方秦艽青蒿鳖甲汤：

秦艽 12g	黄芩 12g	知母 12g
地骨皮 20g	青蒿 12g	生地黄 12g

龟板 12g	胡黄连 12g	鳖甲 15g
黄柏 12g	牡丹皮 12g	银柴胡 12g
糯稻根 15g	五味子 12g	浮小麦 30g
甘草 6g		

7 剂。

41 病毒性感冒引起的发热

欧阳某，男，16 岁。发热，目赤，咽红肿，头痛，干咳，小便黄，口渴，脉细数，舌质红，苔黄。治以疏散风热，清肺利咽，止咳化痰。处以银翘败毒饮：

金银花 15g	防风 10g	黄芩 10g
牛蒡子 10g	连翘 10g	白芷 6g
生地黄 10g	射干 10g	荆芥 10g
陈皮 6g	玄参 10g	川贝母 6g
杏仁 10g	麦冬 10g	生石膏 15g
知母 10g	栀子 10g	甘草 10g
芦根 10g	银柴胡 10g	

4 剂。

42 乙型脑炎引起的发热

丁某，女，32 岁。头痛如劈，颈僵，高热，神志模糊，脉数有力，舌质艳红，少苔。

安宫牛黄丸一粒，用温开水化开灌服。

针灸方：水沟、大椎、鱼际、尺泽。针刺水沟用较强手法催针三秒即醒。大椎、鱼际、尺泽用小号三棱针点刺放血一次。

治以清瘟败毒，清神醒脑，化痰祛邪。处以清瘟败毒饮：

金银花20g	玄参12g	知母12g
牡丹皮12g	蒲公英20g	黄芩12g
生石膏30g	赤芍12g	紫花地丁20g
生地黄12g	竹叶12g	水牛角12g
板蓝根15g	栀子12g	芦根15g
紫草10g	生大黄12g	羚羊角粉2g（兑服）
甘草10g	银柴胡12g	真牛黄0.5g（兑服）

5剂。

43 | 夏疰热

李某，男，9岁。夏季炎热气候，全身烫热，烦躁不安，面消瘦，小便黄，口渴，纳食差，脉细数，舌质红，少苔。治以养阴清肺，清热利水，泻上中下焦实热。处以西瓜翠玉汤：

鲜西瓜翠衣100g	生地黄6g	麦冬10g
川石斛6g	金银花10g	知母6g
天冬10g	牡丹皮6g	连翘6g
生石膏15g	玉竹6g	赤芍6g

黄芩 6g	栀子 6g	鲜扁豆花 6g
车前子 10g(包)	滑石粉 12g（包）	甘草 10g
芦根 10g	薄荷 10g(后入)	

4 剂。

44 肺炎发热

江某，女，9 岁。发热咳嗽，肺部有干啰音，脉细数，舌质红，苔黄。治以清肺利咽，止咳化痰，开腠理。处以加味银翘散：

金银花 10g	防风 6g	大青叶 6g
生石膏 15g	连翘 6g	黄芩 6g
鱼腥草 10g	川贝母 6g	荆芥 6g
桑白皮 6g	麻黄 5g	杏仁 6g
前胡 6g	款冬花 6g	化橘红 5g
银柴胡 6g	百部 6g	牛蒡子 6g
炙枇杷叶 6g	五味子 6g	紫菀 6g
射干 6g	炙甘草 10g	

5 剂。

45 支气管炎发热

冯某，男，12 岁。经常感冒犯病，并发支气管炎，咳嗽痰白，肺部湿啰音，伴低热。治以止咳平喘，清化顽痰，扶正祛邪。处以三子养亲汤加味：

白芥子 10g（包）	蒲公英 10g	大青叶 6g
百部 6g	莱菔子 10g	鱼腥草 10g
川贝母 6g	前胡 6g	苏子 6g
黄芩 6g	杏仁 6g	北沙参 6g
金银花 10g	桑叶 6g	化橘红 6g
白果 6g	虎耳草 6g	五味子 6g
炙甘草 10g	银柴胡 6g	

5 剂。

46 病毒性流感发热

吴某，女，26 岁。时值初春，头痛发热流涕，咳嗽，喷嚏，口干，小便黄，颈部淋巴结，脉细数，舌质红，苔少。治以清热败毒，疏散风热。处以清瘟败毒饮：

黄芩 12g	防风 12g	射干 12g
生石膏 20g	桑叶 12g	白芷 12g
板蓝根 12g	杏仁 12g	金银花 12g
荆芥 12g	芦根 12g	炙麻黄 10g
连翘 12g	牛蒡子 12g	淡竹叶 12g
栀子 12g	大青叶 10g	甘草 10g
胡黄连 12g	麦冬 12g	

4 剂。

47 恶性疗疮发热

彭某，男，45岁。右面部有25mm×25mm疗疮一个，红肿化脓，发热，大便结，小便黄，脉细数，舌质红，苔黄腻。治以祛瘀生新，活血凉血，排毒祛脓，软坚散结。处以仙方活命饮加味：

金银花20g	生地黄12g	乳香12g（包）
天花粉15g	蒲公英20g	当归尾12g
没药12g（包）	炮穿山甲10g	紫花地丁15g
牡丹皮12g	浙贝母12g	皂角刺12g
黄芩12g	赤芍12g	白芥子12g（包）
防风12g	白芷12g	甘草6g
陈皮12g	生蒲黄12g(包)	五灵脂12g

7剂。

48 扁桃体脓肿引起的发热

易某，男，18岁。扁桃体脓肿，吞咽困难，低热，脉细数，舌质红，苔黄。治以清泻肺热，败毒利咽。处以清肺利咽汤：

黄芩10g	杏仁12g	板蓝根10g
竹叶12g	桑叶10g	白牛膝12g

山豆根 6g	芦根 12g	金银花 12g
桔梗 12g	马勃 12g（包）	七叶一枝花 12g
蒲公英 12g	薄荷 12g（后入）	射干 12g
甘草 10g		

5 剂。

49 腮腺炎发热

彭某，男，13 岁。双腮部肿胀，局部灼热，伴低热，脉细数，舌质红，苔黄。治以祛除疫毒，凉血活血，清瘟败毒散结。处以五味败毒饮加味：

金银花 10g	紫花地丁 10g	牡丹皮 6g
陈皮 6g	蒲公英 10g	板蓝根 10g
赤芍 6g	穿心莲 10g	野菊花 10g
冬桑叶 10g	防风 10g	半枝莲 10g
天葵 10g	当归尾 6g	白芷 6g
白花蛇舌草 10g	甘草 10g	

5 剂。

外用药：鹿角磨醋 15mL，加青黛 10g，龙墨汁 10 滴，用鹅毛蘸药汁外涂患处。

50 风寒头痛

谭某，男，45岁。每到春冬季节就弱不禁风，受寒就头痛。患者面色无华，脉沉细，舌质淡白，苔白湿。治以祛风祛邪，温通经络。处以复方羌活胜湿汤：

羌活 12g	白芷 12g	川芎 12g
黄芪 15g	独活 12g	细辛 5g
蔓荆子 12g	白术 12g	防风 12g
桂枝 12g	藁本 12g	陈皮 12g

5剂。

针灸方：百会（灸3炷）、风池、足三里（灸3炷）、头维、神庭、合谷、太阳、

外关（灸3炷）。

每日1次，每次25分钟，5天为1疗程。

51 风热头痛

张某，男，53岁。有嗜酒史，爱食牛肉、虾类、鸡爪、油炸食品。患者脉弦数，舌质红，苔黄，小便黄，大便结。治以疏散风热，平肝潜阳，补水生津，泻相火。

黄芩 12g	生石膏 30g	大黄 12g（后入）

羚羊角 10g（先煎）生地黄 12g　　　玄参 12g

黄柏 12g　　　钩藤 15g　　　川芎 6g

栀子 12g　　　麦冬 12g　　　知母 12g

菊花 12g　　　白芷 12g　　　生牡蛎 30g（包）

珍珠母 30g（包）蔓荆子 12g

5 剂。

针灸方：太冲（泻）、行间（点刺放血）、三阴交、太阳、风池、阳陵泉、印堂、率谷。

52 肝阳上亢引起头痛

莫某，男，50 岁。一次饮酒后不适，头痛如刀劈，面红耳赤，脉弦数，舌质艳红，苔黄，目赤，口干，心烦不安，血压 180/120mmHg。治以平肝息风，潜阳，清泻肝火，行气止痛。处以羚角钩藤汤加味：

羚羊角 10g（先煎）石决明 20g（先煎）

珍珠母 20g（先煎）双钩藤 15g（后入）牛膝 15g

黄芩 12g　　　栀子 12g　　　天麻 12g

半夏 12g　　　丹参 15g　　　龙胆草 12g

赭石 20g　　　旋覆花 12g(包)　益母草 20g

淡竹叶 12g　　毛冬青 20g　　黄柏 12g

川芎 6g　　　白芷 10g　　　牡丹皮 12g

泽泻 15g

5 剂。

毛冬青、益母草佐入方中有明显的降血压作用。

53 血虚生风诱发头痛

李某，女，63 岁。患者经常犯头痛，面苍白，憔悴，脉虚，舌质淡白，少苔，纳差，大便不畅。治以补益气血，祛风祛邪，温通经络。处以当归补血汤加味：

黄芪 30g	白术 12g	川芎 10g
菊花 12g	当归头 30g	茯苓 12g
天麻 12g	桔梗 12g	白参 10g
熟地黄 12g	钩藤 15g	白芷 12g
大枣 15g	炙甘草 12g	生姜 2 片
何首乌 12g	蔓荆子 12g	

7 剂。

54 脑动脉梗阻引起头痛

杜某，男，62 岁。医院 CT 检查示右脑动脉梗阻，血液循环不畅，经常头胀痛，脉沉滞，舌质淡白，苔少，舌根下青紫，右手指发麻。治以活血化瘀，通利血脉，凉血活血。处以补阳还五汤加味：

黄芪 100g	桃仁 12g	川芎 12g
没药 12g（包）	当归尾 15g	红花 12g
水蛭 10g	血竭 6g（包）	牡丹皮 12g
地龙 12g	白通草 10g	田七粉 12g（兑服）
赤芍 12g	丹参 15g	乳香 12g（包）
桔梗 12g	桑枝 12g	木瓜 12g
广木香 12g		

7 剂。

针对本患者黄芪必须以 100g 剂量佐入方中才能奏效。

55 高血压引起的头痛

吴某，女，72 岁。有高血压病史，血脂高，头胀痛，脉弦有力，舌质红，苔黄。治以平肝息风，凉血活血，安神定志。处以天麻钩藤饮加味：

天麻 12g	生地黄 12g	牛膝 15g
黄柏 12g	钩藤 20g	竹茹 12g
知母 12g	生白芍 15g	石决明 20g（包）
菊花 12g	牡丹皮 12g	栀子 12g
黄芩 12g	杜仲 12g	赤芍 12g
朱茯神 15g	夜交藤 12g	益母草 60g
桑寄生 12g	生甘草 10g	

7 剂。

益母草单味药量在 50g 以上，有明显的降压作用。

56 颈椎病引起的头痛

甘某，女，60 岁。X 线片诊断颈椎骨质增生膨出，经常头阵痛，舌质淡白，舌体胖，边有齿痕，苔白腻。治以祛风祛湿，温通血脉，温通经络，补肾壮骨。

当归 120g	蝼蝈 120g	全蝎 60g
虎杖 120g	生地黄 120g	熟地黄 120g
羌活 120g	蜈蚣 20 条	乳香 120g
淫羊藿 120g	独活 120g	土鳖 100g
没药 120g	威灵仙 120g	僵蚕 120g
寻骨风 150g	鹿含草 120g	川芎 120g
乌梢蛇 120g	丹参 120g	老鹳草 150g
露蜂房 100g	延胡索 120g	鸡血藤 200g
田七粉 150g	补骨脂 120g	片姜黄 120g
秦艽 120g	桂枝 100g	白芍 120g

以上研末过筛水泛为丸，每日 3 次，每次 13g。

57 湿淫引起的头痛

龚某，女，39 岁。经常头痛头重，大便稀，脉沉濡，舌质淡白，苔湿。治以祛风祛湿，行气止痛，邪有出路。处以羌活胜湿汤加味：

羌活 12g	藁本 12g	蔓荆子 12g
苍术 12g	独活 12g	白芷 12g
黄芪 15g	牛膝 12g	川芎 12g
防风 12g	防己 12g	王不留行 12g(包)
车前子 15g（包）	桂枝 12g	滑石粉 20g(包)
细辛 5g	泽泻 12g	甘草 6g

5 剂。

58 精神分裂症引起的头痛

侯某，女，41 岁。银行职员。经常头痛失眠，乏力，少神，脉沉弦，舌质红，苔黄，小便黄，大便结。治以疏肝理气，安神定志，清热安神养心。处以清神定坤汤：

黄芩 12g	莲子心 3g	酸枣仁 12g
郁金 12g	黄柏 12g	麦冬 12g
朱茯神 15g	合欢皮 12g	知母 12g
五味子 12g	夜交藤 20g	生龙齿 20g(包)

淡竹茹 12g	柏子仁 12g	柴胡 12g
川楝子 10g	延胡索 12g	白芷 12g
桔梗 12g	陈皮 12g	甘草 6g

7 剂。

59 脑溢血后遗症的头痛

曹某，男，55 岁。有高血压病史，突发脑溢血，经医院抢救，幸免于难。但一年多来，经常头痛。患者脉弦滞，舌质红，苔黄，舌根下有瘀血点。治以活血化瘀，凉血活血，载药上行，通利血脉。处以血府逐瘀汤加味：

桃仁 12g	赤芍 12g	枳壳 12g
血竭 6g（包）	红花 12g	黄芩 12g
桔梗 12g	川芎 12g	当归尾 12g
生地黄 12g	牛膝 15g	丹参 12g
牡丹皮 12g	柴胡 6g	水蛭 10g
田七粉 12g（兑服）	白通草 10g	乳香 12g（包）
没药 12g（包）	甘草 6g	

7 剂。

60 鼻窦炎引起的头痛

刘某，男，26 岁。患鼻窦炎经常引起头痛，鼻塞不通，脉沉濡，舌质淡，苔白湿，舌体胖。治以宣肺开窍，芳香化湿，标本兼治。处以利湿开窍汤：

黄芩 12g	白芷 12g	苏梗 12g
细辛 5g	葶苈子 15g（包）	蔓荆子 12g
辛夷花 10g	薄荷 12g(后入)	羌活 12g
川芎 12g	大蓟根 12g	陈皮 12g
苍术 12g	苍耳子 12g	鹅不食草 6g
甘草 6g	藁本 12g	藿香 12g
麻黄 6g		

5 剂。

药煎 15 分钟后，加入薄荷，用鼻吸药气，口吐气连续反复，保持距离以防烫伤。

待药煎好分 3 次服用。

61 气虚引起的头痛

廖某，女，41 岁。面色憔悴，少神，欲睡，乏力，经常头痛。脉沉无力，舌质淡白，苔薄。治以补中益气，气血同补，温通血脉，开提肺气。处以生脉饮加味：

白人参 12g	茯苓 12g	红花 12g
何首乌 12g	麦冬 12g	白术 12g
川芎 12g	熟地黄 12g	五味子 12g

山药 20g	桂枝 10g	桔梗 12g
黄芪 60g	当归 12g	白通草 6g
葛根 12g	升麻 12g	白芷 12g
细辛 5g	陈皮 12g	炙甘草 12g

7 剂。

62 间歇性癫痫头痛

丁某，男，39 岁。因一次车祸头部受伤，几年后头痛难忍，心情烦躁，易怒不休，手指发抖，失眠。脉弦有力，舌红苔黄，舌根下有瘀血点，小便黄，大便结。治以清化顽痰，活血化瘀，清心益脑，安神定志。处以还魂汤：

当归尾 12g	丹参 12g	旋覆花 12g（包）
全蝎 6g	红花 12g	乳香 12g（包）
瓜蒌 12g	天竺黄 12g	牡丹皮 12g
没药 12g（包）	浙贝母 12g	天麻 12g
赤芍 12g	白芷 12g	胆南星 12g
黄芩 12g	生地黄 12g	酸枣仁 12g
白通草 6g	朱茯神 15g	莲子心 3g
柏子仁 12g	琥珀粉 12g（包）	夜交藤 20g
陈皮 10g		

7 剂。

针灸方：

1 组：神门、鸠尾（平刺）、水沟、丰隆。

2 组：四神聪、百会、缩筋、通里、后溪、风池。

每日 1 组次，12 天为 1 个疗程，两组交替轮换治疗。

63 脑血管疾病引起的神经性头痛

家住马来西亚柔佛州新山市的杨女士，年岁已过花甲，顽固性头痛一发作，全家人都犯愁。杨女士自述，在 20 多年前分娩后高烧不退，妇产专科医生用冷冻降温，把她推入一间冷冻治疗柜数分钟。从那时候起就开始时常头痛如刀劈，看过不少医师未能治愈。2008 年 7 月 3 日经邻居介绍前来我求治。患者面白少神，脉沉滞，舌质淡白，舌苔白湿，舌根下青筋暴露。本病为脑血管梗阻，神经痉挛。治以逐风祛湿，舒筋活络，温通经脉，再配合针灸治疗，杨女士头痛一天比一天减轻，直到完全康复。随访大半年再没重犯。

羌活 12g	川芎 10g	丹参 12g
半夏 12g	僵蚕 12g	藁本 12g
细辛 5g	当归尾 12g	天麻 12g
生地黄 12g	防风 10g	蔓荆子 12g
红花 12g	白术 12g	熟地黄 12g
白芷 10g	桂枝 10g	鸡血藤 15g
茯苓 12g	白芍 12g	
7 剂。		

针灸方：

1 组：太阳穴、风池、百会（针灸）、印堂。

2 组：头维、太阳、率谷、翳风。

3 组：足三里（针灸）、三阴交、太冲、合谷。

每日 1 组次，10 次为 1 疗程。

64 颈椎骨质增生引起的头痛

马某，女，48 岁。患颈椎骨质增生。1998 年 8 月 4 日初诊。

X 线片示颈椎第 5、6 节后下缘有唇状骨质增生，引起左偏头痛，颈椎不适，脉濡，舌质红，少苔，舌体胖，小便混浊，大便结硬，纳食差。本病为风寒湿入骨骼，脾不化湿，湿热内遏。治以祛风祛湿，舒筋活络，健脾利湿，引湿热下行。

羌活 12g	独活 12g	防风 12g
生地黄 15g	白芷 12g	细辛 6g
桂枝 12g	生大黄 10g（后入）	威灵仙 15g
川芎 12g	老鹳草 15g	全蝎 6g
蜈蚣 2 条	蛪螂 6g	地龙 12g
丹参 15g	当归 12g	木瓜 12g
桑寄生 12g	乳香 10g（包）	没药 10g（包）
蔓荆子 12g	黄芪 15g	薏苡仁 15g

5 剂。

二诊：1998 年 8 月 9 日。患者自述服药后头痛减轻，大小便

均正常，脉濡，舌质淡，苔薄白，口干，纳食差。治以健脾
利湿。

黄芪 15g　　　　党参 15g　　　　白术 12g

茯苓 12g　　　　木瓜 12g　　　　苍术 12g

当归 15g　　　　白芍 12g　　　　羌活 12g

独活 12g　　　　防风 12g　　　　白芷 12g

川芎 12g　　　　威灵仙 12g　　　地龙 15g

老鹳草 12g　　　薏苡仁 15g　　　防己 15g

木通 12g　　　　牛膝 12g　　　　泽泻 15g

甘草 6g

5 剂。

三诊：1998 年 8 月 17 日。头痛已好，唯独颈椎不适。经市
立医院 X 线片复查，示第 5、6 节颈椎的骨质增生较前萎缩。脉
濡，舌质淡白，舌苔中、上倍黄腻，双手指仍有阵发性麻痹。

羌活 12g　　　　独活 12g　　　　桑寄生 12g

威灵仙 12g　　　黄芪 12g　　　　当归 12g

川芎 12g　　　　桂枝 12g　　　　杜仲 12g

续断 12g　　　　补骨脂 12g　　　生地黄 12g

防风 12g　　　　白芷 12g　　　　陈皮 12g

地龙 12g　　　　僵蚕 12g　　　　蜈蚣 1 条

木香 12g　　　　片姜黄 12g　　　乳香 12g（包）

没药 12g（包）　老鹳草 12g　　　木瓜 12g

防己 12g　　　　滑石粉 10g（包）木通 12g

泽泻 12g

7 剂。

65 脑血管神经性头痛

2008 年 3 月 2 日，一中年妇女，家住马来西亚新山市柔佛再也花园，前来求治。患者蔡某，女，46 岁，经营鞋业，患头痛病多年未愈，西医诊断为脑血管神经性头痛，看过一些医生，疗效甚微。

患者精神疲乏，少气懒言，面色蜡黄，消瘦，阵发性头部剧烈疼痛如劈，欲吐，纳食差，乏力，嗜睡，大小便均正常，站立双手朝前方伸直时手指会发抖，脉弦细，舌质淡白，舌苔少，有弄舌症状，舌根下有瘀血点状。患者一度身体亏虚，气血不荣，气为血之帅，血为气之母，气行血则行。由于气虚、血虚，血液循环阻滞，颅内部分毛细血管梗塞，通则不痛，痛则不通，故有血虚生风之学说。风痰上扰脑府，手指因此会时常发抖。治以平肝祛风，化痰涤痰，开窍，活血化瘀，通利血脉，泻足少阳胆经之热。本病为风痰作祟，风痰上窜。处以复方半夏天麻白术汤：

藁本 12g	细辛 5g	羌活 12g
半夏 10g	黄芩 10g	蔓荆子 12g
当归尾 12g	天麻 12g	茯苓 15g
生地黄 12g	防风 10g	丹参 12g
僵蚕 12g	夜交藤 15g	熟地黄 12g
白芷 10g	川芎 10g	白术 12g

鸡血藤 15g

5 剂。

2008 年 3 月 9 日复诊，患者自述服药第 2 天咽喉极痒，顿时咳出涎痰半痰盂牵丝不断，继续服药，咽不痒了，头也不痛了，感觉头脑非常清楚，手也不发抖了，精神颇佳，心情舒畅。效不更方，继服前方 5 剂，以防死灰复燃。

此病为西医学命名，中医辨证为血瘀阻滞，血虚生风，风痰上扰清空，阻碍经络。脑为神灵之腑，所谓之"清空"是指正常人的脑腑。

66 虚证的高血压病

胡某，男，55 岁，是某厂销售人员，人消瘦，患高血压病多年未愈。平时都是到职工医院看西医，靠每天服用西药来使血压保持正常值，只要药停血压立刻上升。

一天胡某身体不适，请我诊治。胡某患高血压病已有 5 年之久，血压 170/80mmHg，面色少神，疲乏，头晕目眩，视力昏花，目干涩，寐差，口干，小便黄热，脉弦细，舌质红，舌苔少，舌面有裂纹。辨证为肝肾阴虚，阴虚火旺，精水气血被耗伤，全身脏腑和经脉有失濡养，肝阴不足，肾水不济上火，痰火丛生，肝风上窜，血压上升。治以平肝息风，补水生津，提神醒脑，祛风化痰，滋补肝阴。方拟天麻钩藤饮加味：

天麻 12g　　　　代赭石 30g　　　　栀子 12g

竹茹 12g	牛膝 15g	枸杞 15g
钩藤 20g	黄芩 12g	菊花 12g
杜仲 12g	黄柏 12g	桑寄生 12g
石决明 30g	生地黄 12g	茯神 15g
续断 12g	知母 12g	益母草 50g
夜交藤 15g		

7 剂。

1 周后患者血压下降为 120/78mmHg，自述感觉良好。我嘱其继服六味地黄丸、知柏地黄丸、杞菊地黄丸，每日按量交替服用，并每日服用 1 次复方丹参片，每次 3 片，坚持服用 1 个月后，血压一直平稳未再犯病，现在 80 岁高龄依旧健康。针对本患者方中益母草要用到 50g 才有降血压药效。

高血压病也有虚证和实证之分别。西医学有原发性和继发性之分，总之要因人因病而异，根据我几十年临床经验，部分患者有家族病史，尤其是父母有高血压病史，儿女到中老年多数会不同程度地患高血压病，更有甚者青少年时期就出现高血压症状。如此说来本病与遗传因素有着密切的关系。这是先天性的。而另外部分患病则是营养过剩，平日生活饮食不节制，摄入蛋白质、脂肪、糖分量过多，囤积在人体内导致肥胖，这也是造成高血压原因之一。还有部分人嗜烟酒、夜生活丰富，不注重身体保健，人体过量摄入尼古丁、乙醇，慢性中毒也可诱发此病。也有因工作忙碌，长期过度劳累，没得到充足睡眠和休息，导致身体虚弱而患上本病的，这是后天性所酿成的。原发性为先天性，继发性为后天性，中医学常分虚证、实证来治疗。高血压病虚证以肝肾阴虚发病的多，症见头晕目眩，精神疲乏，少气懒言，面色憔悴，迎风流泪，视力昏花，耳鸣，多梦，听力退却，夜尿频数，牙齿松动，毛发枯燥，白发、脱发，记忆力减退等。

67 | 实证的高血压病

张某，男，53 岁。平时有血压偏高史，130/85mmHg。在一次朋友聚会中饮酒过量，血压飙升到 185/105mmHg，头痛如劈，面红目赤，脾气暴躁，心神不宁，脉洪数，舌质艳红，舌苔黄厚。这是喝酒过量引动肝风，肝风肝热，肝阳上亢，风痰夹热上窜，治以平肝息风，平肝潜阳，清化热痰。处以羚角钩藤汤加味：

羚羊角丝 10g（先煎）	朱茯神 15g	白芍 12g
代赭石 30g	玄参 12g	双钩藤 25g（后入）
生地黄 12g	生甘草 6g	川牛膝 20g
知母 12g	冬桑叶 12g	川贝母 10g
珍珠母 30g	黄芩 12g	菊花 12g
竹茹 12g	石决明 30g	黄柏 12g

7 剂。

患者自述服药 1 剂后头痛锐减，全身顿觉轻松，血压下降到 150/90mmHg。药服完复诊，血压稳定在 140/85mmHg。效不更方，再进 7 剂，1 个月后来门诊复查，血压保持在 130/80mmHg，后断断续续服用羚羊角钩藤汤 20 余剂，终将血压控制在 125/80mmHg，经跟踪查访，停药半年血压一直平稳，未再复发，并嘱其不再饮酒。

高血压实证以肝阳上亢、肝风上窜者多见，临床症见面红目赤，性情躁动不安，寐差，头晕头痛脑涨，经常性的便秘，小便黄热，脉弦有力，舌质艳红，舌苔黄，或者是脉洪数，舌质艳红，舌苔黄厚。

68 饮食不节肥胖引起的高血压病

史某，女，42岁，某中学教师。她先生是一名部队复员干部，自从调入某政府部门任县团级官职后，史某和先生经常应酬于社交界，食用高档厚味食品是常事。日子一久，史某开始发胖，体重80公斤左右，患上了高血压病，时常休假看医生，一日求治于我。

患者体肥胖，精神疲乏，伴气促，嗜吃嗜睡，经常头昏乏力胸闷、心悸，血压185/95mmHg，脉沉弦，舌质淡红，舌苔白湿，舌体胖边有齿痕。证属脾湿生痰。肥人多痰，风痰夹湿上窜，心气虚，血液循环受阻。治以祛风化痰，调理气机，重镇安神，扩张血管，增强血液回流，善后以健脾利湿，脱脂减肥兼施。方拟半夏天麻白术汤加味：

半夏 12g	天麻 12g	白术 15g
化橘红 12g	石决明 30g	川牛膝 20g
双钩藤 20g	生龙骨 30g	生牡蛎 30g
毛冬青 30g	旋覆花 15g（包）	丹参 20g
益母草 50g	茯苓 15g	代赭石 30g（包）

川芎 10g

7 剂。

药服 1 剂，她打来电话诉说头晕，血压 145/85mmHg。我回答说只要休息片刻就会恢复正常，是药效在发挥作用，由于降压太快引起患者不适，属于正常反应，这就好比飞机下降时会有头晕不适一样。并嘱其坚持服药。3 天后我再打电话询问，药正常服用，血压维持在 140/85mmHg，心率 80 次/分钟。

二诊：以黄芪防己汤 10 剂，益气利湿善后，并建议限制饮食、瘦身减肥。1 年后相见，她身体健康，精力充沛，高血压病未再犯。方剂中毛冬青、益母草有扩张血管的药理作用，并且药效持续，但剂量必须在 30～50g 方能奏效。与 20～30g 川牛膝配伍，其降压效果神速，否则杯水车薪，无济于事。

本病多为患者平时暴饮暴食，好食肥腻食品、油腻含糖分高的食品，随之身体逐渐肥胖，加重了心脏的负荷量，血脂、胆固醇、甘油三酯含量都超标。这是人体摄入过多脂肪、蛋白质、糖分，囤积在体内，日积月累，最终引起血压升高。

69 脑梗死引起的中风

家住马来西亚柔佛州新山市的黄先生，2012 年 10 月 2 日就诊。黄先生血压高患中风多年未愈，苦不堪言。他主要从事导游工作。由于中风而口眼歪斜、吐词不清、走路边跛，看过一些医生还是没能痊愈，只好停业在家。患者面红目赤，吐词不清，口眼歪斜，嘻笑无常，走路右腿跛，神志尚清楚，每天服西药控制血压，血压一般在 160/85mmHg 左右，心率 89 次/分钟。患者脉沉滞，舌体胖朝右边歪斜，舌质红，舌苔黄薄，舌根下瘀血点青筋暴露，体型高大，较胖。另根据黄太太说，早几年头部跌伤，曾经住过医院。根据证候我认为是颅内瘀血未净，肝阳上亢，热极生风引起血压升高，风痰行循于脑腑，与瘀血结合阻碍经络，脉象和瘀血点表明颅内毛细血管梗阻。如果患者得不到正确及时治疗，病情会进一步恶化，随时都有瘫痪和脑溢血危症发生的危险。治以活血化瘀，通利血脉，凉血活血养血，引瘀血下行，祛风化痰，引药入经，舒筋活络。处以牵正散合补阳还五汤加味：

全蝎 6g	当归尾 12g	白通草 10g
田七 12g	川牛膝 12g	僵蚕 12g
桃仁 12g	水蛭 10g	木瓜 12g
白附子 10g	红花 12g	土鳖 10g
桑枝 12g	黄芪 50g	牡丹皮 12g
地龙 12g	丹参 12g	

7 剂。

针灸方：

1 组：风府、足三里、合谷、阳陵泉（泻）、水沟（点刺）、承浆、风池、牵正。

2 组：哑门、廉泉、通里、四白（平刺）、颧髎、颊车透地仓（平刺）、金津（点刺放血）、玉液（点刺放血）。

3 组：印堂（平刺）、璇玑（平刺）、百会、四神聪、三阴交、血海。

4 组：心俞、膈俞、肝俞、脾俞、肾俞、命门、委中。

12 次为 1 疗程，每日 1 组次。

经过 7 天治疗后，患者逐渐好转，现已基本康复，非常高兴，并告知前天他已和日本一家旅游公司签订合同。语言表达能力经过治疗后改善，能及时返回工作岗位。

金津、玉液点刺放血疗法非熟手而不能。治疗时令患者头部后仰，伸出舌头，医者左手以消毒纱布夹住舌尖部；右手执小号三棱针，其动作必须稳、准、狠，一次刺中穴位，流出 5～6 滴血后让患者用凉开水漱口，行者必须用消毒纱布压住出血点止血，避免发生意外。经点刺放血后患者惊觉舌头灵活，语言颇为流利，因此感叹不已。中医理论认为，血行风自灭，旧血不去新血不生。我说瘀血不除，新血难循，兼之益气化痰，其疗效非凡。注意：血晕者不宜，血友病患者不宜。金津、玉液点刺放血只限 1 次。

70 痰迷心窍引起的中风

刘某，女，76 岁。2000 年 7 月 9 日，其女儿请我出诊。患者半身不遂，嬉笑不止，大便溏，小便频，嘴角流涎，血压 220/180mmHg，左上下肢水肿，脉弦有力，舌质淡，舌苔湿腻厚。患者确系病危证候，如不及时救治，随时可能丧失性命。患者好食肥腻食品，外感风邪，肝风上扰脑腑。治以平肝息风，化痰开窍，活血降逆。处以羚角钩藤汤加味：

羚羊角 10g	天麻 12g	钩藤 30g
石决明 20g	代赭石 20g（包）	生牡蛎 20g（包）

半夏 12g	当归 12g	川芎 10g
丹参 12g	杜仲 12g	牛膝 12g
续断 12g	远志 12g	石菖蒲 12g
木瓜 12g	地龙 12g	茯苓 12g
苍术 12g	陈皮 12g	泽泻 12g
甘草 6g	上桂粉 1.5g（兑服）	

7 剂。

二诊：2000 年 7 月 18 日。患者能走了，但是手不能抬举。其他均有改善。脉弦细，舌质淡红，苔湿，血压 150/110mmHg。可见服上方效果显著。患者仍有风痰湿痰交阻于经络。处以牵正散加味：

白附子 10g	天南星 10g	天竺黄 12g
当归 12g	天麻 12g	全蝎 10g
僵蚕 12g	蜈蚣 1 条	川芎 12g
熟地黄 12g	石菖蒲 12g	远志 12g
广木香 12g	半夏 12g	厚朴 12g
丹参 12g	佩兰 12g	黄芪 15g
防己 15g	牛膝 12g	车前子 12g
木通 12g	杜仲 12g	陈皮 12g
甘草 6g		

7 剂。

三诊：2000 年 7 月 26 日。患者脚、手均消肿，手能抬举。脉弦滑，舌质淡红，苔黄腻，小便频，血压 135/90mmHg。由于患者年事已高，气血两虚，攻补兼施以善后。

黄芪60g	当归头15g	党参15g
炒白术12g	苍术12g	薏苡仁20g
砂仁12g	木瓜12g	半夏12g
天麻12g	钩藤30g	菊花12g
熟地黄12g	枸杞子15g	杜仲12g
牛膝12g	补骨脂12g	千年健12g
豨莶草30g	血竭6g（包）	乳香12g（包）
没药12g（包）	水蛭6g	陈皮12g
甘草6g	上桂粉0.5g（兑服）	

7剂。

久病必有瘀，故在方中佐以活血化瘀，通利血脉之药，防止病情复发，杜绝后患。上桂粉佐于方中，可补命门火衰，有画龙点睛之意。月余后随访患者已经康复，可以慢步行走。

71 暴怒引发的中风

袁某，男，75岁，住台湾台东县池上乡，是退役军人。1998年返回大陆探亲访友，所携带的美金除分送给亲属外，其余都存入银行。一次袁某到该银行提款时，账上所剩无几，他顿时目瞪口呆。经公安部门调查取证系其外甥盗领，当时险些被气得晕倒在地，由于心中不快，中午吃饭时饮下白酒七两之多，酒后发怒指责痛骂其外甥时突发口吐痰沫，口眼歪斜，面部痉挛，失语，不省人事，全身瘫痪，被救护车送到某医院去抢救，虽经该医院救治幸免于难，但住院月余仍半身不遂，口眼歪斜，吐词不清，口角流涎，大小便失禁。1999 年 5 月 4 日求治于我。患者血压 160/95mmHg，脉弦滑有力，舌质艳红，舌苔花剥，右边上下肢瘫痪，口眼歪斜，吐词不清，流涎，大便结，小便黄，面红目赤，纳食差，寐差，我认为由于袁某暴怒致使肝气横逆，肝阳上亢扰乱脑腑，白酒一饮更是火上浇油引动肝风。暴怒伤肝，白酒性燥烈伤肝又伤肺，以致痰火纵生，热极生风，风痰上窜，痰迷心窍，气机逆乱，昏厥中风。脑为神灵之腑，心开窍于舌，治以化痰开窍，平肝息风，安神定志，舒筋活络，泻血分热、气分热。处以复方羚角天麻钩藤汤：

羚羊角 10g	石决明 30g	生地黄 12g
当归 12g	地龙 15g	瓜蒌 12g
钩藤 15g	代赭石 30g	玄参 12g
白芍 12g	川芎 10g	胆南星 12g
天麻 12g	黄芩 12g	栀子 12g
丹参 12g	菊花 12g	天竺黄 12g
半夏 12g	朱茯神 15g	陈皮 10g

7 剂。

北京同仁堂安宫牛黄丸每日 1 粒（调服），连服 3 天。

针灸方：

1 组：风池、百会、水沟（点刺）、承浆、足三里、阳陵泉（泻）、牵正、风府、合谷。

2 组：哑门、廉泉、三阴交、通里、内关、神门、太冲（点刺放血）、曲泽（点刺放血）、少冲（点刺放血）、少商（点刺放血）。

3组：环跳、居髎、风市、承扶、委中、承山、悬钟。

15天1疗程，每日1组次。

服完前方配合针灸，患者复诊时见他病情大有起色，能说话，口眼歪斜转好，神志清楚，情绪稳定，但行走仍不便，右手不能抬举，脉弦滑，舌质红，舌苔黄，血压130/85mmHg。经服前方调理肝气平肝息风后，气分热、血分热虽然已挫，但风痰顽痰未尽，阻碍经络，处以牵正散加味，着重于化风痰，涤顽痰，清心醒脑开窍，引药入经，舒筋活络，养阴潜阳。

白附子10g	胆南星12g	竹茹12g
当归12g	木瓜12g	千年健12g
全蝎10g	天竺黄12g	茯神15g
生地黄15g	熟地黄15g	地龙12g
豨莶草30g	僵蚕12g	石菖蒲12g
朱砂0.5g（兑服）	白芍12g	牛膝12g
甘草10g	炙蜈蚣1条	远志肉12g
真牛黄0.5g（兑服）	大伸筋草12g	续断12g

7剂。

服完上方后，针灸1疗程，之后患者基本痊愈，患者自述双腿走路乏力，我嘱患者服用中成药，再处以健步虎潜丸三盒、华佗再造丸三盒，月余后路上遇见由外甥女陪着在散步，获悉已愈。

72 风中经络口眼歪斜

王某，男，72 岁。1999 年 6 月 1 日就诊。患者左面部口眼歪斜，语言不清，痰涎不断，左面部麻木不仁，脉沉弦，舌质红，苔白。本病为素体营卫不和，风邪中经络。治以祛风除邪，疏通经络，温通经脉，化痰开窍。处以蜈蚣木香川芎散加味：

蜈蚣 1 条	川芎 12g	地龙 12g
蝉蜕 10g	僵蚕 12g	麻黄 10g
桂枝 12g	细辛 6g	防风 12g
白芷 12g	白附子 10g	南星 12g
白芍 12g	当归 12g	羌活 12g
木香 12g	白参 10g	甘草 12g

5 剂。

针灸方：
1 组：人中、地仓、颊车、牵正、合谷、足三里（灸）。
2 组：鱼腰、承浆、阳白、鹤髎、风池、翳风。
每日 1 组次，6 天为 1 疗程。
经治疗后痊愈。

73 面部中风麻痹

马来西亚柔佛州张先生，于 2008 年 3 月 9 日就诊。当时张先生由妻子陪同来到我诊室，自述左脸部完全麻痹已经 3 天了，右手发抖，伴咳嗽、鼻塞、头痛、颈椎酸痛不适，左面部完全失去知觉，眼睑张合困难，吞咽食物及喝水困难。本病为外感风邪，风痰中经络。治以祛风祛湿，疏散风邪，温通经络，化痰开窍。处以复方羌活胜湿汤：

羌活 12g	白芷 10g	蔓荆子 12g
木瓜 12g	地龙 12g	杏仁 12g
丝瓜络 12g	化橘红 12g	藁本 12g
川芎 10g	陈皮 12g	秦艽 6g
炙麻黄 10g	僵蚕 12g	桂枝 10g
牛膝 12g	防风 12g	细辛 5g
桑枝 12g	天麻 12g	川贝母 10g
全蝎 6g	桔梗 12g	

7 剂。

1 周后张先生来电说药方很有效果，服药第 1 天脸的左部分有麻麻温温的感觉，3 天后洗脸漱口就自如多了，1 星期后麻痹没知觉的左脸部都康复了。头痛、咳嗽、颈椎酸痛和手发抖症状也消逝得无影无踪，他这才深切体会到中医中药的神奇疗效。

74 脑血栓右下肢瘫痪

沈某，女，72 岁。住长沙市。右下肢瘫痪三年半，1999 年 6 月 11 日就诊。患者有跌伤病史。面白少神，脉沉滞，舌质淡白，舌苔黄白，舌根下有瘀血点，口渴，右手颤抖，左踝关节尺骨向内变形。本病为风痰阻络，痰瘀阻滞，肝风上窜。处以补阳还五汤加味：

黄芪 100g	红花 15g	桃仁 12g
生地黄 15g	熟地黄 15g	川牛膝 15g
川芎 12g	当归尾 15g	木瓜 15g
地龙 15g	血竭 6g	豨莶草 20g
枸杞 15g	水蛭 10g	丹参 15g
桂枝 15g	甘草 6g	赤芍 12g
白附子 10g	胆南星 15g	生大黄 6g
田七 12g	蜈蚣 1 条	木香 12g

15 剂。

针灸方：

1 组：足三里、合谷、阳陵泉、风池、丰隆、血海、百会。

2 组：环跳、委中、承山、阳陵泉、通里、百会、翳风。

每日 1 组次，15 天为 1 疗程。

治疗后患者康复。

像这种病例，方剂中黄芪为君，其药用量在 100g 方能奏效。

75 脑间动脉出血引起的半身不遂

程某，男，50 岁。患脑间动脉出血半身不遂，虽经医院及时救治脱离危险，住院月余仍然没有康复，半身不遂。无奈出院求治于中医。2002 年 3 月 11 日就诊。患者坐轮椅，左半身不能动弹，轻度浮肿，面白少神，说话吞吐，脉搏阻滞，舌质红，少苔，舌根下青筋暴露有瘀血点，纳食可，大便不通畅硬结。本病为阴阳失调，肝阳上亢，风痰、热痰上乘，久病必有瘀，痰瘀阻碍经络。治以活血化瘀，化痰开窍，舒经活络，气血同补。处以牵正散加味：

全蝎 6g	僵蚕 12g	白附子 10g
黄芪 100g	红花 12g	当归尾 12g
桃仁 12g	川芎 12g	丹参 12g
川牛膝 12g	白通草 12g	地龙 12g
水蛭 10g	牡丹皮 12g	赤芍 12g
豨莶草 20g	蜈蚣 1 条	木香 10g
石菖蒲 12g	远志 12g	

12 剂。

针灸方：

1 组：足三里、合谷、百会、风池、阳陵泉、太冲（点刺放血）。

2 组：风市、丰隆、人中、承浆、三阴交、大椎、风府。

3 组：鱼际、通里、神门、曲池、环跳、居髎、委中、承山。

15 次为 1 疗程，每日 1 组次。

二诊：患者经以上治疗后，手脚能动弹有知觉，血压由 180/120mmHg 下降，稳定在 130/75mmHg 左右。脉弦滑，舌质红，少苔。

全蝎 6g	僵蚕 12g	白附子 10g
牡丹皮 12g	赤芍 12g	白芍 12g
生地黄 12g	熟地黄 12g	胆南星 12g
天竺黄 12g	远志 12g	石菖蒲 12g
黄芪 100g	当归尾 12g	桃仁 12g
红花 12g	川芎 10g	丹参 12g
白通草 10g	虻虫 3g	水蛭 10g
豨莶草 20g	川牛膝 12g	乳香 12g（包）
没药 12g（包）	地龙 12g	杜仲 12g
续断 12g		

12 剂。

在治疗过程中，药剂中配伍如蜈蚣、水蛭、地龙、僵蚕，有通经络、化痰、溶解血凝的作用，佐以活血化瘀、芳香走窜之药物如川牛膝、川芎、乳香、没药，能促使血液循环加速，再配伍清心化痰之类药物，如胆南星、天竺黄、淡竹茹、瓜蒌。如遇大便结硬，即需大黄附子细辛汤加桃仁泥、火麻仁、芒硝，泻下中焦积热，促使脾胃得运，瘀血下行，带动全身气血。如遇体虚者，应扶正固本，攻补兼施。药尽病愈。

本病病因是血压高导致脑间动脉破裂出血，由于抢救及时才脱离危险。但是，颅内瘀血未尽，与风痰交合，压迫脑躯干神经，导致半身不遂。目前西医治疗此病的后遗症，80%左右均难以康复，其原因为抗生素等药难以达到完全康复的目的。此病以中医中药针灸，标本兼治，双管齐下，疗效速捷，从而使病人恢复较快，患者的心理压力减轻，对恢复健康充满信心，同时家属也感到很欣慰。

76 | 肌无力眼皮下垂

张某，男，18 岁。患重症上眼睑下垂，睁不开眼睛年余，经几家中医院治疗未愈。而西医主张外科手术，被患者父母拒绝，经人推荐找我医治。

2000 年 11 月，患者随母亲来门诊求治。面消瘦、蜡黄，双眼睑下垂，视物须抬头，因为眼皮遮挡眼球，只留一条缝。脉象虚无力，舌质淡白，纳食差，大便溏，气短，声音低微。本病为脾阳不振、中气下陷，中焦脾胃虚寒，五谷不运化，脾虚气短。治以大补元气，提中焦之气，扶脾温中健胃。处以大补中益气汤加味：

吉林白人参 12g	茯苓 15g	桔梗 12g
焦山楂 15g	焦神曲 15g	焦麦芽 15g
广木香 6g	黑附子 10g	炒白术 15g
葛根 12g	苍术 12g	炙甘草 12g
龙眼干 20g	大枣 15 枚	当归头 20g
陈皮 10g	柴胡 12g	炙黄芪 20g
山药 20g	升麻 12g	

7 剂。

复诊：上双眼睑上下翻动自如，基本恢复正常。脉细，舌质淡红，苔薄，面转红润，大小便正常。继续以扶脾温中举陷巩固疗效。处以补中益气汤加味：

吉林白人参 12g	陈皮 10g	桂枝 10g
葛根 12g	炙黄芪 15g	柴胡 12g
吴茱萸 3g	炙甘草 12g	当归头 15g
升麻 12g	广木香 6g	大枣 25 枚
炒白术 15g	茯苓 15g	山药 20g
饴糖 50g（兑服）		

7 剂。

针灸配穴：

用艾条灸足三里、神阙、命门，每穴 3~5 炷，每日 1 次，5 天 1 个疗程，效果更佳。

像这样虚证病不宜针刺，很容易晕针。

后知患者痊愈。

所谓一些疑难杂症，并非大病，却很棘手，无须以外科手术治疗，只要认真细致地辨病，胆大心细地对症下药，问题就迎刃而解了。

77 脑血栓瘫痪

患者李某，女，66 岁，长沙市人。1998 年 1 月 2 日发病，在本市某一医院诊断为脑血栓，伴冠心病，瘫痪半身不遂，曾求治于一些医家仍没康复。刻下患者面色无华，少神，吐词不清，神志尚可，右半身瘫痪，肌肤麻木不仁冰凉，大便结硬羊粪状，小便失禁，纳差，脉沉弱，舌质淡白，少苔，血压 93/73mmHg。证属久病体弱，气血两虚，阳虚阴耗。治以大补气血，活血化瘀，扶正祛邪，疏通经络，泻中下焦脏腑之冷积，温中补阳使中焦脾胃得运，补命门之火衰。处以补阳还五汤合大黄附子细辛汤加减：

黄芪 100g	水蛭 6g	陈皮 12g
当归尾 12g	乳香 12g（包）	木香 12g
桑枝 12g	川芎 12g	没药 12g（包）
吉林白参 10g	豨莶草 30g	赤芍 12g
丹参 20g	熟地黄 15g	桔梗 12g
桃仁 12g	川牛膝 15g	血竭 6g（包）
牡丹皮 12g	红花 12g	木瓜 12g
桂枝 12g	炮附子 15g	细辛 6g
地龙 15g	厚朴 12g	生大黄 12g（后入）
甘草 6g		

5 剂。

针灸方：

1 组：合谷、足三里、丰隆、风市、神阙（灸 3 炷）。

2 组：人中、百会、廉泉、哑门、通里、曲池、阳陵泉。

3 组：神阙（灸 3 炷）、关元、气海、命门（灸 3 炷）。

12 天为 1 个疗程，每日 1 组次。

第 2 天患者泻下黑粪便小半痰盂。右边手、脚开始有麻胀痛的感觉，能动弹了。第 5 天患者能坐起，纳可，右边上下肢能移动，能吐词但语言謇涩，脉沉细，舌质淡红，舌苔白薄。在上方中去大黄、附子、细辛，加远志、石菖蒲、木通各12g，再嘱咐患者服7剂。第7天患者由女儿扶着可以慢步走动，右上肢能活动，但拿筷子不稳。经治疗1周后可由女儿扶着走来诊室（约250米），复查患者脉弦细，舌质淡红，舌苔薄，大小便正常，纳可，但吐词仍不清楚而且下肢乏力。本病为久病血虚生风，而风痰作祟。治以涤痰开窍，祛风化痰，通利血脉，理气舒经活络，补肾壮骨，随症配方施治。处以复方牵正散：

白附子10g	僵蚕12g	全蝎6g
天竺黄12g	续断15g	丹参15g
甘草6g	天麻15g	茯苓15g
牛膝15g	川芎12g	钩藤20g
远志15g	千年健15g	地龙15g
杜仲15g	锁阳15g	陈皮12g

7剂。

　　患者在服药期间配合每天针灸，病情逐渐好转，同时给予患者精神上的鼓励。经过20多天的治疗，患者康复。本病为气血亏虚引起血液循环不畅，以致酿成脑血栓，阻碍神经，引起半身不遂等症状。给以大补气血、活血化瘀、理气化痰之方，配合针灸同时施治，更显卓效。方中附子善走督脉，有补命门火衰、回阳救逆、温中之作用。水蛭善行于血脉，有活血化瘀解血凝之作用。在神阙、关元、气海、命门、足三里施以灸法可健脾益气，补益命门火衰。其他穴位用平补平泻手法。

78 脑外伤意外瘫痪

朱某，女，55岁，长沙市人。1988年因跌倒以致颅内出血，经医院及时抢救幸免于难，虽保住性命但半身不遂，后经医院治愈。事过6年又突然中风，全身瘫痪。1999年11月13日求治于我。面黄肌瘦，口角流涎不止，四肢痿废，吐词不清，双手指变形似鸡爪，其丈夫诉说患者大便结，腹胀，小便黄且小便失禁，纳差，怕辣，脉沉涩，舌根下有瘀血点，光剥苔，血压186/120mmHg。本病为颅内瘀血未净，风痰瘀血绞在一起，阻碍脑神经，久病久郁，必生火耗伤阴血，久病气血两虚不能濡养四肢经络，导致肌肤经络萎缩，双手指似鸡爪型，旁人使劲都扳不开。治以先疏通中下焦脏腑使之脾胃得运。脾为后天之本，脾胃得运可带动全身气血运行。

方一：大黄附子细辛汤合大承气汤加减：

生大黄12g（后入）	附子12g	细辛5g
厚朴12g	桃仁泥12g	火麻仁20g
芒硝10g(兑服)	枳实12g	
核桃泥12g		

1剂。

服药半小时嘱家属从肛门挤入成人开塞露，约15分钟后解下黑大便小半痰盂。

方二：补阳还五汤加味。

黄芪100g	佛手12g	桃仁12g
枸杞子15g	白通草10g	党参15g

红花 12g	地龙 15g	乳香 10g（包）
杜仲 12g	川牛膝 12g	没药 10g（包）
山萸肉 12g	郁金 12g	黄柏 12g
白芍 12g	血竭 6g（包）	知母 12g
熟地黄 15g	柴胡 12g	生大黄 12g（后入）
何首乌 12g	木香 12g	甘草 6g
当归尾 15g	陈皮 12g	

6 剂。

针灸方：

1 组：太冲、合谷、八邪、丰隆、风市。

2 组：风池、百会、大椎、身柱、哑门。

3 组：环跳、委中、承山、后溪、通里、廉泉。

4 组：中府（斜刺）、迎香、天池、丝竹空、极泉、青灵。

20 次为 1 个疗程，每日 1 组次。

二诊：1 周后病情逐渐转好，不流涎，吐词尚清楚，手指变软能伸张，四肢恢复知觉能动，大小便正常，纳可，脉细滑，舌质淡红，舌苔薄黄，血压 179/113mmHg。

黄芪 60g	补骨脂 12g	豨莶草 30g
当归 12g	杜仲 12g	鸡血藤 12g
党参 15g	牛膝 15g	木瓜 12g
白术 12g	远志 15g	秦艽 12g
山药 15g	石菖蒲 12g	地龙 15g
白芍 12g	川芎 10g	蜈蚣 1 条
熟地黄 12g	陈皮 10g	黄芩 12g

生地黄 12g	木香 12g	黄柏 12g
枸杞子 15g	钩藤 20g（后入）	知母 12g
甘草 6g		

7 剂。

经以上治疗 7 天后，患者可以自行步入诊室，效不更方，再进 7 剂，患者康复。1 个月后，随访朱某，能在家自理如常人。

本病为脑外伤致瘫痪且多年未治愈的顽证，实属难治之症。首诊方主要从中下焦脏腑入手，攻下瘀积，促使五脏六腑、经络恢复正常功能，再施以大补气血药物，使全身血液循环畅通，同时配以针灸治疗，最终治愈。

第 4 组针灸方采用远端循环取穴法，对手指疾患效如桴鼓，针刺中府大拇指可使之变软伸直，针刺迎香则食指松开，针刺天池令中指伸开，针刺丝竹空能使无名指伸直，针刺极泉、青灵可使小指伸开，六针齐下则手指变软如常人，第 4 组连刺 3 次后指关节活动自如。小指属心与小肠，二经互为表里，患者经 20 多天精心治疗后康复。

79 类风湿性瘫痪

宾某，女，50 岁。经省内颇有名气的医院诊断为格林 - 巴利综合征，瘫痪卧床两年多。

1997 年 6 月 27 日，我来到患者家，见患者骨瘦如柴，说话有气无力，瘫痪在床。其女儿诉说，经湖南省某医院诊断，对此病症无更好医治方法，只能回家调养。疼痛时必须请社区医生打一支吗啡。患者痛苦不堪，手指、脚趾关节均已变形。本人诉说全身疼痛难忍，大汗淋漓。脉沉濡细数，舌质红，舌苔黄，面颊褐色斑，双手颤抖。本病为患者素体虚弱，外感风寒湿邪侵入经络。我认为本病并非格林－巴利综合征，而是类风湿关节炎。治以开腠理为先导，再佐以活血化瘀、舒筋活络之类有血肉之情的药物。处以麻黄桂枝汤加味：

麻黄 10g	桂枝 12g	细辛 6g
白芍 12g	防风 12g	白芷 12g
陈皮 12g	当归尾 12g	桃仁 12g
红花 12g	丝瓜络 12g	大伸筋 12g
老鹳草 12g	杜仲 12g	牛膝 12g
熟地黄 12g	乳香 12g（包）	没药 12g（包）

3 剂。

并嘱患者趁热服药，之后盖毛毯发汗。

二诊：半月之后，一天我休息，来到患者家，询问病情。患者倚坐在靠椅上，能起身给我沏茶，并说开的药真的效果不错。不过天气正值盛夏，服药后会大汗淋漓，脸上也冒出了火疖。但患者表示这很值，对康复有了信心。3 剂药，能够使患者站起来行走，她感觉真是太奇妙了！患者脉弦濡，舌质红，苔黄薄。我再处以独活寄生汤加味：

独活 12g	羌活 12g	秦艽 10g
木瓜 12g	防风 12g	桑寄生 12g

细辛 6g	白芷 10g	陈皮 12g
怀牛膝 12g	杜仲 12g	续断 12g
补骨脂 12g	海风藤 12g	清风藤 12g
络石藤 12g	鸡血藤 12g	石楠藤 12g
老鹳草 12g	海桐皮 12g	大伸筋草 12g
蜈蚣 2 条	全蝎 10g	川芎 12g
乳香 12g（包）	没药 12g（包）	熟地黄 12g
生地黄 12g		

15 剂。

患者夫妻俩之前开设一间服装厂，她担任厂长，日夜操劳，而厂房处于低洼地带，长年累月湿邪入内。先生患癌逝世后，悲痛不思饮食，身体一度虚弱，以致气血两亏，免疫力下降，风邪湿邪内生，血不养经络而导致本病。对症治疗，获效明显。

80 情志紊乱诱发的中风瘫痪

方某，女，60 岁。一日与家人发生口角，一气之下，口吐痰沫，口眼歪斜，面部痉挛，失语。其亲属急送她到医院救治，住院月余，仍半身不遂，口眼歪斜，吐词不清，口角流涎，大小便失禁，伴高血压，脉弦滑有力，舌质深红，苔黄厚。本病为肝阳上亢，内伤七情，引动肝风，风痰上窜，痰蒙心窍。治以化痰开窍，平肝息风，安神定志，舒筋活络。处以羚角钩藤汤加味：

羚羊角 10g（先煎）赭石 30g（包）　　玄参 12g

川芎 12g	钩藤 25g	黄芩 12g
当归 12g	地龙 15g	天麻 12g
生地黄 15g	白芍 12g	菊花 12g
石决明 30g（包）	栀子 12g	丹参 12g
瓜蒌 12g	胆南星 12g	天竺黄 12g
朱茯神 15g	陈皮 12g	

7 剂。

针灸方：

1 组：风池、百会、水沟、承浆、合谷、丰隆（泻）、足三里、阳陵泉、牵正、风市。

2 组：哑门、廉泉、三阴交、通里、内关、神门、太冲（泻）、曲泽（点刺放血）、少冲（点刺放血）、少商（点刺放血）。

3 组：环跳、居髎、风市、承扶、委中、承山、悬钟。

15 天为 1 个疗程，每日 1 组次。

二诊：患者经以上治疗后，能说话，口眼歪斜较前好些，但行走仍不便，脉弦滑，舌质红，苔黄。治以清化顽痰，通筋活络，安神定志。处以牵正散加味：

白附子 10g	胆南星 12g	竹茹 12g
大伸筋草 15g	小伸筋草 15g	全蝎 6g
天竺黄 12g	茯神 15g	木瓜 12g
僵蚕 12g	石菖蒲 12g	朱砂 0.5g（兑服）
豨莶草 30g	蜈蚣 1 条	远志肉 12g
牛黄 0.5g（兑服）	杜仲 12g	续断 12g

当归 12g	牛膝 12g	熟地黄 12g
锁阳 12g	地龙 12g	千年健 12g
白芍 15g	甘草 10g	

7 剂。

一日路遇患者得知已康复。

81 面瘫

曹某，女，44 岁。1999 年 7 月 20 日患者左侧面部瘫痪，看了几个医生均未治愈。患者自述和几位朋友吃夜宵，喝了啤酒，吃了虾，至深夜回家，第二天早晨漱口洗面时才发现左面部麻木不仁，口眼轻度歪斜，左口角不能合拢，流涎。脉沉弦，舌质淡红，舌苔黄白湿腻。本病为风中经络，脾湿生痰。治以疏通经络，益气活血，涤痰化痰。处以玉屏风散加味：

黄芪 15g	细辛 5g	党参 15g
僵蚕 12g	防风 15g	当归 12g
茯苓 15g	蜈蚣 1 条	白术 12g
白芍 12g	桔梗 12g	川芎 12g
羌活 12g	桂枝 12g	全蝎 6g
红花 12g	地龙 12g	蝉蜕 12g
白通草 6g	木香 12g	陈皮 12g
甘草 6g		

7 剂。

针灸方：

1 组：合谷、风池、足三里（灸）、外关（灸）、承浆（泻）、水沟（点刺）、牵正。

2 组：颊车透地仓（用强手法催针及甩出两次）、四白、印堂、牵正、颧髎（灸3炷）。

5 天为 1 个疗程，每日 1 组次。

二诊：患者自述面部慢慢有感觉，口眼歪斜已愈。脉沉细，舌质红，苔少。处以牵正散加味方：

白附子 10g	鸡血藤 15g	菊花 12g
桂枝 10g	僵蚕 12g	胆南星 12g
羌活 12g	当归 12g	全蝎 6g
天竺黄 12g	防风 15g	川芎 10g
天麻 12g	蜈蚣 1 条	白芷 10g
地龙 12g	木瓜 12g	熟地黄 12g
白芍 12g	桔梗 12g	甘草 12g
陈皮 12g	黄芩 12g	

7 剂。

药尽病除。

82 | 跌倒中风引起的瘫痪

周某，男，78 岁。体胖，有高血压病史。一日头晕跌倒，神志不清，咽部有痰鸣声。面红目赤，大小便失禁，脉弦滑有力，舌质深红，苔黄腻。本病为肝阳上亢，痰热上乘，痰瘀血阻。治以涤痰开窍，活血化瘀。处以复方礞石滚痰汤：

黄芩 12g	全瓜蒌 15g	麝香 0.5g（兑服）
当归尾 15g	生地黄 12g	茯苓 15g
梅片 0.3g（兑服）	桃仁 12g	青礞石 30g（包）
化橘红 12g	丹参 12g	红花 12g
生铁落 50g	钩藤 30g	血竭 6g（包）
川芎 10g	胆南星 12g	牛黄 0.5g（兑服）
黄芪 30g	牛膝 15g	莲子心 3g
白通草 6g	川贝母粉 5g（兑服）	

5 剂。

针灸方：

1 组：水沟（用强手法催针）、涌泉、风府、丰隆（泻）、少商（点刺放血）、少冲（点刺放血）、太冲（泻）。

2 组：足三里、合谷、风池、百会、大椎、血海、三阴交、阳陵泉。

3 组：委中、环跳、风市、悬钟、曲池、尺泽（点刺放血）、后溪、命门（灸 3 炷）。

10 次为 1 个疗程，每日 1 组次。

二诊：家属自述服药针灸结合治疗，患者明显好转。患者面红，舌红，脉弦，苔黄薄，能语，四肢活动自如。根据症状病情渐好。巩固治疗，处以行气活血涤痰醒脑汤：

黄芪 60g	牡丹皮 12g	黄芩 12g
瓜蒌 15g	当归尾 15g	丹参 12g
栀子 12g	石菖蒲 12g	桃仁 12g
蜈蚣 1 条	胆南星 12g	远志 12g
红花 12g	钩藤 30g	天竺黄 12g
朱茯神 15g	川牛膝 15g	珍珠母 30g
淡竹茹 12g	酸枣仁 12g	牛黄 0.3g（兑服）
麝香 0.3g（兑服）	梅片 0.3g（兑服）	白矾 3g（兑服）

7 剂。

凡是热痰上乘的闭证，方中佐入少量白矾，效果颇佳。

一日其女儿来诊室，叙述父亲已经神志清楚，生活自理，血压正常。嘱其今后不饮酒，少吃肥腻辛辣油炸食品。

83 帕金森病

中医治疗帕金森病行之有效，而且配合针灸兼施，一般经过20 天的 1 个疗程后，大多数患者均不同程度得以好转。临床上西医对此病尚无特效治疗方法，一般西医会给予病人镇静类药物和营养神经类药物，症状会有些缓解。但有些患者治疗后没有从根本上痊愈而又再度复发。近代名医朱丹溪所著《丹溪心法》中就提到了从痰论治的中医概念，治好了许多疑难杂病。我们中医临床工作者可从中得到启迪。

曹某，女，64 岁。2001 年 12 月 15 日及 2002 年 1 月 4 日曹女士曾经两次求治于我。患此病一年有余，头不停地抖动，腰部弯曲面朝地，双下肢不能伸直行走且抖动，其双上肢也不断抖动，手指拿东西不稳，说话支支吾吾、吞吞吐吐，但神志尚清楚，面容消瘦，眼光暗淡无神，面色无华，脉象弦滑，舌质红，舌苔白湿，舌根下青紫，大便不畅，小便黄，纳食尚可，寐差。经望、闻、问、切四诊后，我认为曹某由于素体阴虚阳外越，肝风上窜，风痰夹湿作祟，行循于脑而致本病。脑为神灵之府，扰乱神灵，而久病又必有瘀，痰又结凝瘀阻有碍经络。治以平肝息风，断其后路，着重于化痰开窍，祛风除湿，活血化瘀，舒筋活络，视病情兼施针灸配穴，并且嘱病人服药期间忌酒类、虾、蟹类，及辛辣刺激食品。经过半个月的精心治疗后，病人较快镇静下来，继而说话吐词清楚，腰也渐渐直起来，四肢和头部再也不颤抖了。逐渐恢复健康以后再没重犯。

方一：

全蝎 6g	天南星 12g	蜈蚣 2 条（去头）
桑枝 12g	地龙 12g	羌活 12g
僵蚕 12g	半夏 12g	木香 12g
丹参 12g	木瓜 12g	白芍 12g
白附子 10g	钩藤 20g（后入）	独活 12g
川芎 12g	赤芍 12g	秦艽 12g
豨莶草 20g	化橘红 12g	甘草 6g

7 剂。

方二：

| 白附子 10g | 天南星 12g | 蜈蚣 2 条（去头） |
| 生地黄 12g | 木瓜 12g | 独活 12g |

白芍 12g	全蝎 6g	半夏 12g
地龙 12g	牡丹皮 12g	秦艽 12g
刘寄奴 12g	化橘红 12g	僵蚕 12g
钩藤 20g (后入)	当归 12g	赤芍 12g
羌活 12g	桑枝 12g	甘草 6g

7 剂。

针灸方：

1 组：足三里、合谷、列缺、阳陵泉、太冲（泻）、丰隆（泻）。

2 组：印堂、神门、风池、曲池、风府、行间（泻）、八邪（泻）、八风（泻）、水沟（点刺）。

3 组：百会、廉泉、通里、肝俞、心俞、脾俞。

以上治疗 12 次为 1 个疗程，每天 1 组次。

84 | 脑梗死

赵某，女，55 岁，长沙市人。2002 年 5 月 20 日就诊。在省人民医院 CT 扫描示左脑梗死，左侧头面麻痹不适，手指足趾麻木，伴有胆结石术后病史以及高血压病史。患者体格较肥胖，自述爱食煎炸肥腻食品，有喝酒吸烟史。脉滞，舌体肥胖，舌质淡红，苔黄腻。本病为好食肥腻食品，热痰纵生，血稠血浓，痰瘀血阻，导致脑毛细血管逐渐梗塞。如不及时医治，则会造成梗阻面扩大，继而压迫神经，引起偏瘫。处以补阳还五汤加味：

黄芪 100g	当归尾 15g	桃仁 12g
红花 12g	川芎 12g	川牛膝 12g
牡丹皮 12g	赤芍 12g	地龙 15g
水蛭 10g	钩藤 20g	血竭 6g（包）
梅片 0.5g（兑服）	白通草 10g	桂枝 10g
丹参 15g	桔梗 12g	陈皮 12g
乳香 12g（包）	没药 12g（包）	秦艽 12g
木瓜 12g	虻虫 3g	活血藤 12g
瓜蒌 12g	半夏 12g	木香 12g

7 剂。

点刺放血：十宣、少商、中冲、少冲、关冲、商阳、行间（有血晕、晕针、血友病者不宜）。

每日 1 次，连续 3 日。

治疗后痊愈。

85 颅内蛛网膜下腔出血

周某，女，52 岁，住长沙市。中风偏瘫两个多月未能治愈，经旁人介绍，求治于我。因小区房屋拆迁，在拆迁补偿上与对方发生口角，当场昏厥于地，急送医院救治。当患者清醒过来时，话不能语，右边瘫痪。经医院 CT 扫描检查，左右颅内蛛网膜下腔出血。患者脉沉涩，舌质淡白，舌根下青紫，大小便失禁。本病为内伤七情，暴怒引起肝阳上亢，肝风上逆，血热妄行所引起毛细血管破裂。治以疏肝理气，活血化瘀，平肝息风，舒筋活络，化痰降逆。

黄芪 120g	当归尾 15g	桃仁 12g
红花 12g	川芎 12g	牛膝 12g
地龙 15g	桂枝 10g	丹参 15g
田七 12g	牡丹皮 12g	赤芍 12g
白通草 10g	乳香 12g（包）	没药 12g（包）
威灵仙 12g	木瓜 12g	桑枝 12g
全蝎 6g	蜈蚣 2 条	广木香 12g
降香 12g	桔梗 12g	茯苓 10g
石菖蒲 12g	柴胡 6g	枳壳 12g
竹茹 12g	白芍 12g	水蛭 10g
甘草 6g		

7 剂。

针灸方：

1 组：哑门、廉泉、风池、百会、人中、合谷、承浆、足三里。

2 组：肝俞、肾俞、脾俞、三焦俞、命门。

3 组：环跳、居髎、承山、委中、阳陵泉。

4 组：舌根下金津、玉液穴，及太冲点刺放血（有血晕、晕针、血友病者不宜）。

放血手法：要求患者坐卧抬头张嘴，将舌头伸出。医生左手将病人的舌尖用消毒纱布拉出往上翻，然后右手对准金津穴，用小号三棱针刺下，放血大约 0.5mL，然后用消毒棉按着一分钟止血。再以同样手法对准玉液穴刺下，放血大约 0.5mL，然后止

血。（只限 1 次）

其他每日 1 组次。经以上治疗，6 天后患者能语，但吐词不清。继用梅花针敲刺头皮百会、四神聪、太阳、头皮活动区。

二诊：患者能扶着拐杖走路，能说话，吐词较为清楚。像这种类似中风病例，多属闭证。按中医八纲辨证，属于实证。用羚角钩藤汤 7 剂善后。

86 高血压引起的晕眩

周某，女，71 岁。患高血压多年，经常晕眩，脉弦滑，舌质红，苔黄腻，大便结，小便黄。处以半夏白术天麻汤：

半夏 12g	化橘红 12g	菊花 12g
黄芩 12g	天麻 12g	赭石 30g（包）
旋覆花 12g（包）	远志 12g	白术 12g
生牡蛎 30g	当归 12g	柏子仁 12g
茯苓 12g	竹茹 12g	生地黄 12g
酸枣仁 12g	五味子 12g	牛膝 12g
川芎 12g	泽泻 15g	

7 剂。

87 梅尼埃病的晕眩

詹某，女，64 岁。患病多年，晕眩，欲吐，面白，脉沉弦，舌质淡白，苔黄白。处以复方旋覆代赭汤：

旋覆花 12g（包）	人参 10g	朱茯神 15g
生龙齿 20g	赭石 20g（包）	炙甘草 12g
柏子仁 12g	仙鹤草 30g	生姜 3 片
大枣 15g	酸枣仁 12g	泽泻 20g
半夏 12g	竹茹 12g	夜交藤 15g
浮小麦 30g	五味子 12g	黄芩 12g

7 剂。

仙鹤草又名脱力草，在此方中有治疗虚脱所致晕眩之意。

88 气血两虚引起晕眩

唐某，女，31 岁。两次早孕刮宫，伤了不少元气。患者少神，面苍白，头晕眩，心悸，脉沉无力，舌质淡白，少苔。治以气血同补，气行血则行。温通血脉，养血活血补血，安神益智。处以八珍汤加味：

人参 12g	当归头 30g	川芎 6g
黄芪 50g	茯苓 12g	熟地黄 20g
生姜 3 片	麦冬 12g	白术 12g
何首乌 12g	大枣 15g	五味子 12g
炙甘草 12g	白芍 12g	桂枝 12g
桔梗 12g	陈皮 12g	脱力草 30g

木香 12g　　　　　阿胶珠 15g（兑服）夜交藤 15g

7 剂。

89 情志失调引起的晕眩

余某，男，48 岁。性格暴躁，夫妻关系不和。患者脉细数，舌质红，苔黄，腹胀，大便结。治以疏肝解郁，泻气分热、血分热，补水生津，降逆肝气。处以醒悟汤：

黄芩 12g　　　　　白芍 12g　　　　　半夏 12g

枳壳 12g　　　　　生地黄 12g　　　　生龙骨 20g（包）

生牡蛎 20g（包）　茯苓 12g　　　　　陈皮 12g

当归 12g　　　　　旋覆花 12g（包）　厚朴 12g

竹茹 12g　　　　　柴胡 10g　　　　　黄柏 12g

郁金 12g　　　　　知母 12g　　　　　合欢皮 12g

7 剂。

90 脑震荡后遗症的晕眩

季某，男，40 岁。车祸后患脑震荡后遗症，头晕眩，眼充血，呕吐，脉弦滑，苔涩。治以活血化瘀，引瘀血下行，清化顽痰。处以活血化风汤：

当归 12g　　　　　川牛膝 12g　　　　乳香 12g（包）

桑枝 12g	红花 12g	苏木 12g
没药 12g（包）	桂枝 12g	桃仁 12g
降香 10g	血竭 6g（包）	天麻 12g
何首乌 12g	石菖蒲 12g	泽泻 15g
半夏 12g	羌活 12g	田七粉 12g（兑服）
远志 12g	独活 12g	

7 剂。

服大黄䗪虫丸 3 盒善后。

91 肝风上窜引起的晕眩

佘某，男，57 岁。嗜酒习性，双目赤红，脉弦有力，舌质红，苔黄，寐差，心烦不眠，晕眩不适。治以平肝息风，清泻肝火，滋补肝阴，涤痰开窍。处以清肝明目汤：

夏枯草 30g	黄芩 12g	钩藤 12g
生地黄 15g	青葙子 15g（包）	黄柏 12g
菊花 12g	枸杞 15g	车前子 15g（包）
知母 12g	淡竹茹 12g	北沙参 12g
蒺藜 12g	栀子 12g	生龙骨 20g（包）
生牡蛎 20g（包）	麦冬 12g	朱茯神 15g
旋覆花 12g（包）	瓜蒌 12g	半夏 12g

7 剂。

92 癫痫发作引起的晕眩

成某，女，36岁，未婚。17岁开始常癫痫发作至今未愈，经常晕眩，吵闹，脉弦滑，舌质淡白，苔黄白，面色无华，少神。治以理气化痰，镇肝息风，安神定志，益气活血。处以归元还魂汤：

黄芪 20g	陈皮 12g	胆南星 12g
当归 12g	党参 12g	石菖蒲 12g
僵蚕 12g	丹参 12g	茯苓 12g
远志 12g	天麻 12g	柏子仁 12g
白术 12g	天竺黄 12g	白附子 10g
酸枣仁 12g	朱茯神 15g	青礞石 30g（包）
姜竹茹 12g	五味子 12g	川芎 10g
桔梗 12g	生铁落 50g（包）	白芍 12g

7剂。

针灸方：

1组：人中、百会、四神聪、合谷、足三里、丰隆、鸠尾（平刺）。

2组：中脘（灸）、神阙（灸）、关元（灸）、气海、风市、神门。

12次为1疗程，每日1组次。

善后服用五虫丸。方拟炙蜈蚣 30g，僵蚕 50g，全蝎 30g，地龙 50g，土鳖 30g。以上研末过筛如面粉，灌入0号胶囊，每日3

次，每次 3 粒，用温开水送服。

93 耳鸣引起的晕眩

　　唐某，男，39 岁。系列车司机。患者心烦不眠，烦躁不安，双耳鸣伴晕眩，目赤，口干，小便黄。治以清泻肝火，引热下行，使邪有出路。处以龙胆泻肝汤：

黄芩 12g	栀子 12g	生地黄 12g
车前子 15g(包)	龙胆草 12g	当归 12g
木通 10g	柴胡 6g	泽泻 15g
甘草 6g		

5 剂。

针灸方：
1 组：太冲（泻）、行间（泻）、风池、阳陵泉、神门、听宫、听会。
2 组：三阴交、率谷、人中（点刺）、内关、丰隆（泻）。
6 次为 1 疗程，每日 1 组次。

94 脑溢血后遗症晕眩

　　章某，男，67 岁。高血压病史，突发脑溢血，进医院救治后留下后遗症。患者经常晕眩，行走不便吐词不清，脉沉滞，舌质红，苔黄，舌根下有瘀血点。治以活血化瘀，引瘀血下行，理气化痰，安神定志。处以复方血府逐瘀汤：

桃仁 12g	虻虫 5g	枳壳 12g
茯神 15g	红花 12g	水蛭 12g
桔梗 12g	琥珀粉 12g(包)	当归 12g
丹参 12g	甘草 6g	胆南星 12g
川芎 12g	川牛膝 12g	枸杞 15g
半夏 12g	赤芍 12g	柴胡 6g
生地黄 15g	石菖蒲 12g	夜交藤 20g
五味子 12g	陈皮 12g	

7 剂。

95 脑血栓引起的阵发性晕眩

陈某，女，67 岁。半身不遂，CT 诊断脑血栓形成，头晕，头痛，手足麻木。患者面色无华，少神，大便结，脉沉滞，舌质淡白，少苔。治以益气活血，温通血脉，活血化瘀，理气化痰，提神醒脑。处以补阳还五汤加味：

黄芪 100g	赤芍 12g	川芎 12g
熟地黄 15g	当归尾 15g	桃仁 12g
地龙 10g	桂枝 10g	牡丹皮 12g
红花 12g	水蛭 10g	大黄 12g
附子 10g	仙鹤草 30g	细辛 5g

白通草 10g   泽泻 12g   桔梗 12g

7 剂。

针灸方：

1 组：足三里、合谷、通里、人中、百会、头维、神庭、丰隆（泻）。

2 组：神阙（灸）、关元（灸）、气海（灸）、大椎（灸）、百会（灸）。

96 中暑引起的晕眩

谭某，男，48 岁。时值盛夏，气候炎热，开会时突感身体不适，晕眩，面苍白，全身汗水淋漓，心率加快，欲吐，视力模糊不清。治以泻上中下三焦实热，祛暑清心。

针灸方：

十宣点刺放血，少商点刺放血，人中点刺，患者即刻清醒，背部用水牛角刮痧片刮至紫红色为度，后坐在较通风阴凉处 1 小时后而康复。善后服用藿香正气水两瓶。

97 梅尼埃病

患者丁某，女，57 岁，卧病在床，睡在床上呻吟，头晕眩，眼睛不敢睁开，只要睁开眼睛就感觉房屋在旋转，呕吐不止伴心悸不适，不能进食。脉弦有力，舌质淡白，舌苔白湿，弄舌，寐差，全身乏力，面白少神，声音低微。

患者素体虚脱，曾患有梅尼埃病。中医理论有血虚生风之说，患者弄舌好似蛇的舌头抖动，这就是风痰扰脑之证候。中医理论又有无痰不作眩之说。治以逐风化痰，涤痰，降逆肝风，提神醒脑，清心益智，安神定志。处以半夏天麻白术汤加味：

半夏 12g	旋覆花 12g（包）	泽泻 20g
朱茯神 15g	白芍 12g	天麻 12g
竹茹 12g	远志 12g	赭石 20g（包）
白术 12g	大枣 12 枚	石菖蒲 12g
五味子 12g	生姜 3 片	黄芩 12g
柏子仁 12g	陈皮 12g	仙鹤草 20g
酸枣仁 12g	炙甘草 12g	

5 剂。

嘱患者家属急购回上方中药煎好趁热频频温服。

翌日下午，丁某丈夫打来电话说服 1 剂药后即止吐，头也渐渐不再晕眩，能起床行走了。我嘱其继服此方，服完为止，并注意保温以免身体犯风寒中风邪。

二诊：药服完后患者来复查，精神转好，头也不晕了，无不良症状，脉虚无力，舌质淡白，舌苔薄白，舌头也不抖弄了，基本痊愈，为防微杜渐，我再拟方如下：

天麻 12g	当归头 15g	茯苓 12g
姜半夏 12g	熟地黄 12g	夜交藤 15g
钩藤 12g	阿胶珠 12g（兑服）	白术 12g

牛膝 12g	何首乌 12g	生龙齿 15g
炙黄芪 15g	川芎 6g	炙甘草 12g
枸杞子 12g	大枣 12 枚	淡竹茹 12g

7 剂。

一日路过她家门随访，获知一年来再未犯病。

根据我临床上治疗各种病证的经验，发现仙鹤草不但能有效止血，对虚脱头晕眩，单味药用到 30g 与鸭蛋煎服，能有效止眩晕，故仙鹤草又有脱力草之别名。泽泻这味药主要起开关利水、下行药力之效，但新的资料和实践证明单味药剂量 20～30g，也有止头晕之作用，以上均无不良药物反应。梅尼埃病为西医病名，临床上多数患此病者经过中药治疗都能改善。

98 老年痴呆症

杨某，男，86 岁，系中国人民解放军离休干部、老红军。1988 年 11 月 23 日就诊。患者少语懒言，视力昏花，行走不便，丧失记忆力。脉弦缓，舌质淡白少苔，面白少神，全身乏力。

此病治疗在全世界中西医领域里是个尚未解开之谜，属于棘手的疑难病症。治以清心化痰开窍，提神醒脑，交通心肾，滋阴补肾，补中益气，活血化瘀，兼施针灸配穴，可见患者逐步改善。

| 黄芩 12g | 磁石粉 50g（包） | 淡竹茹 12g |
| 麦冬 12g | 川芎 6g | 桑寄生 12g |

木香 12g	青礞石 30g（包）	石菖蒲 12g
莲子心 3g	当归尾 12g	益智仁 12g
山药 20g	白芍 12g	胆南星 12g
远志 12g	吉林白参 12g	丹参 12g
肉苁蓉 12g	白术 12g	炙甘草 12g
黄柏 12g	知母 12g	何首乌 12g
熟地黄 12g	茯苓 12g	

15 剂。

针灸方：

1 组：水沟（点刺）、印堂（平刺）、百会、四神聪、璇玑（斜刺）、神门。

2 组：足三里（针灸）、合谷、丰隆（泻）、太冲（泻）、涌泉、三阴交。

3 组：命门（针灸）、心俞（斜刺）、肝俞、脾俞、肾俞、志室。

每日 1 组次，15 天为 1 疗程。

患者要增加户外活动，多进行语言沟通，建议每天手握木制保健球锻炼，多吃五谷杂粮、核桃肉、红枣、新鲜水果蔬菜、豆制品、牛奶。

此病为老年常见病，而且男性多于女性，临床分Ⅰ级、Ⅱ级、Ⅲ级，如不及时治疗会发展到仅次于植物人状态。开始病人行动缓慢，意识模糊，目滞呆少言，继后病情加重，出现大小便失禁，丧失记忆，痴笑如童，问而不答。中医从痰论治，脑腑精髓衰退、热痰蒙心、肥人多痰、脾湿生痰、风痰上窜都会诱发此病证的发生。患者平时好吃肥腻油炸食品，并嗜烟嗜酒，以致肝阳上亢、肝风上窜、热痰内生或风痰上窜入脑腑阻碍神经中枢，或素体脾、肾功能衰退，其精髓不能荣达于脑腑，或气血两虚不能濡养神灵之腑。CT扫描检查可见脑萎缩。脑细胞会逐渐凋亡，新陈代谢会缓慢，颅内新生细胞少而老化死亡细胞增多，脑萎缩会导致脑神经部分瘫痪不能传达脑神经枢纽发出的信息指令，导致以上症状的发生。

99 痰蒙心窍神志不清

陈某，男，75岁，长沙市人。1996年7月17日上午9点30分，一老妇人即刻请我出诊。我记得当时冒雨来到患者家，进入卧室，见一老翁睡卧在竹靠椅上，不省人事，口角流涎，肺、咽部有咕噜噜的痰声，血压90/50mmHg，双手抖动。患者脉弦滑有力，舌质艳红，苔黄腻。本病为风痰热痰壅闭犯脏腑，实属危证。治以清心化痰，开窍醒脑。

针灸方：

人中（泻）、丰隆（泻）、行间（泻）、关冲（点刺放血）。

病人吁叹一口气，眼睛睁开，但不能语。我即刻处以礞石滚痰汤加味：

青礞石 30g（包）	黄芩 12g	天麻 15g
僵蚕 12g	钩藤 20g	全瓜蒌 15g
浙贝母 15g	茯苓 12g	前胡 12g
厚朴 12g	陈皮 10g	代赭石 20g
桔梗 12g	半夏 12g	甘草 10g

白芍 12g　　　　西牛黄 0.2g（兑服）　麝香 0.2g（兑服）
梅片 0.5g(兑服)

3 剂。

二诊：3 剂药后，吐出白稠黏、牵丝不断的痰许多，神志清醒，能语。一日三餐能吃一些面食、米粥。时隔三日，其儿子来我门诊说，父亲病好了，但是感觉低烧不退。脉沉迟，舌质红，舌苔黄白腻，我辨证为久病体虚，外感风邪。处以麻黄桂枝汤：

麻黄 10g　　　　桂枝 12g　　　　杏仁 12g
细辛 6g　　　　大枣 10 枚　　　　甘草 6g

3 剂。

服药后全身冒汗，嘱其用热毛巾抹干净，更换内衣裤。数日后路遇其儿子，说他父亲完全正常了，能吃能睡，能走动，神志清楚。

100　虚证冠心病

冯某，女，76 岁。退休教师。Ⅱ级冠心病多年未愈。面苍白，少神，乏力，气短，心忡，心悸，寐差，脉沉迟，舌质淡白，苔少，证属气虚，心阳虚，心房血滞，心肾不交。治以开瘀散结，通利血脉，活血化瘀，益气补血，安神定志，交通心肾，补命门火衰。处以桂枝当归汤：

桂枝 12g	半夏 12g	檀香 6g
乳香 12g（包）	没药 12g（包）	当归 20g
厚朴 12g	红花 12g	五味子 12g
川芎 12g	瓜蒌 12g	蛀虫 3g
柏子仁 12g	丹参 12g	薤白 12g
水蛭 10g	远志 12g	石菖蒲 12g
熟地黄 12g	枳实 12g	酸枣仁 12g
黄芪 12g	夜交藤 15g	白通草 6g
牛膝 12g	白芍 12g	朱茯神 15g
桔梗 12g	甘草 12g	

7 剂。

1 年来未复发，经常在路上遇见老两口。

冠心病要分清虚证与实证。气虚血滞、心阳虚、血虚、痰瘀都是产生冠心病的病因病机。由于心肌缺血，气推血不动，都会出现以下症状，如心慌，心悸，心忡，心闷，心律不齐。实证多伴有高血压，血脂高，头晕乏力，颈椎不适，少数患者伴头痛，早搏，面褐色，脉结代，舌红，苔黄，口苦，大便结，小便黄，心烦失眠，舌根下有瘀血点。而虚证的冠心病患者多见面白，少神，双下肢浮肿乏力，欲睡，心慌，心悸，脉沉迟，舌质淡白，苔白湿，舌根下静脉青紫暴露。前者为实证泻之，后者为虚证补之。

101 实证冠心病

崔某，男，75 岁。有冠心病、高血压、血脂高病史。症见头痛，头昏，目赤，唇红，心闷，心悸，手指头发麻，大便结，小便黄，口苦口干，脉结代，舌质艳红，苔少，舌根下瘀血点块。本病为肝阳上亢，瘀血阻滞，粘连心房，心脏收扩功能衰退，导致血液循环不畅。治以平肝息风，滋补肝阴，活血化瘀，通利血脉，补肾水，涤痰。处以半夏瓜蒌厚朴汤加味：

半夏 12g	枳壳 12g	钩藤 15g
牡丹皮 12g	瓜蒌 12g	丹参 15g
菊花 12g	赤芍 12g	厚朴 12g
牛膝 15g	竹茹 12g	黄芩 12g
薤白 12g	天麻 12g	当归 12g
生地黄 15g	黄柏 12g	珍珠母 30g（包）
知母 12g	朱茯神 15g	生龙骨 30g（包）
生牡蛎 30g（包）	白芍 20g	赭石 30g
甘草 10g		

7 剂。

二诊：患者自述病情转好，血压稳定。脉弦，舌质红，苔薄。病情得到缓解。再处以羚角钩藤汤加减：

羚羊角 10g（先煎）	玄参 10g	丹参 12g
厚朴 12g	钩藤 12g	竹茹 12g

牛膝 15g	旋覆花 12g（包）	菊花 12g
赭石 30g（包）	水蛭 10g	黄芪 20g
黄芩 12g	珍珠母 30g	瓜蒌 12g
红花 12g	生地黄 12g	川芎 12g
半夏 12g	白通草 10g	乳香 12g（包）
没药 12g（包）	夏枯草 20g	毛冬青 30g
陈皮 10g		

7 剂。

3 个月后，血压稳定，心率正常，自我感觉良好，基本痊愈。临床上毛冬青剂量用到 30～40g 时，与活血走窜类药物配伍，有特殊降压作用及保持血压稳定的药理作用，并无毒副作用和不良反应。

102 风湿性心脏病

刘某，女，43 岁，长沙市人。患风湿性心脏病伴高血压病，经几家医院治疗未能治愈。1990 年 9 月 21 日就诊。刘某自述家里开设冰棒冷饮批发部，经常出入冷库，夫妻俩生意火红。时值炎热气候，风、寒、湿邪乘虚侵入人体，入经络中脏腑。患者面苍白少神，乏力，全身酸痛，气短，心律不齐，头重晕痛，纳食差，寐差，心神不定，烦躁不安。患者说难以忍受。半小时后患者才缓舒一口气。脉结代，舌质淡白，舌体胖，边有齿痕，舌苔白湿。处以复方羌活桂枝汤：

羌活 12g	防风 12g	附子 10g
柏子仁 12g	独活 12g	白芷 12g
干姜 6g	酸枣仁 12g	麻黄 10g
陈皮 12g	黄芪 15g	茯神 15g
桂枝 12g	乳香 12g（包）	防己 15g
川芎 10g	细辛 5g	没药 12g（包）
丹参 12g	桔梗 12g	

3 剂。

嘱患者煎成一碗药，趁热频频饮下，服完药后不吹风，不吃生冷酸食品，卧床发汗。

针灸方：

刺水沟（以强手法催针 10 秒钟）、内关（留针 25 分钟）、神门（留针 25 分钟）、神阙（灸 3 炷）、关元（灸 3 炷）、气海（灸 3 炷）。

二诊：自述病情转好，脉濡，舌质淡红，舌苔少。

羌活 12g	独活 12g	秦艽 10g
木瓜 12g	威灵仙 12g	老鹳草 12g
黄芪 15g	防己 12g	薏苡仁 20g
泽泻 12g	车前子 12g（包）	牛膝 12g
党参 12g	茯苓 12g	炒白术 12g
苍术 12g	五味子 12g	麦冬 12g
桂枝 10g	丹参 12g	夜交藤 15g
柏子仁 12g	酸枣仁 12g	朱茯神 12g
白芍 12g	甘草 10g	

15 剂。

患者服药治疗后痊愈。

103 冠心病伴心绞痛

杜某，女，70 岁。患冠状动脉粥样硬化。有冠心病史，血压 175/85mmHg，经常性地心绞痛，心闷不适。患者面褐色，嘴唇乌，双下肢轻度浮肿，心绞痛时，常服用心痛定或急性救心丸以及硝酸甘油等西药。2001 年 11 月 12 日来我院门诊求治。患者脉结代，舌质红，苔黄，舌根下青紫，有瘀血点。头晕乏力，气短心忡，心慌心闷不适，寐差，睡时不能仰卧，只能坐靠在床头。处以神灵活血饮子：

黄芪 60g	土鳖 10g	厚朴 12g
朱茯神 15g	益母草 50g	当归尾 15g
乳香 12g（包）	枳壳 12g	远志 12g
毛冬青 20g	丹参 15g	没药 12g（包）
桂心 12g	五味子 12g	川牛膝 15g
川芎 12g	田七粉 12g（包）	血竭 6g（包）
麦冬 12g	降香 12g	瓜蒌 12g
柏子仁 12g	苦参 12g	水蛭 10g
薤白 12g	酸枣仁 12g	陈皮 12g
浮小麦 30g	白芍 12g	甘草 6g
梅片 0.3g（兑服）		

7 剂。

苦参饮片对心脏早搏、心闷心慌有一定的药理作用。临床上用来缓解心跳过速，有效率在 90% 以上。

针灸方：

内关、心俞、膈俞、神门、通里。

15 天为 1 疗程，每日 1 次。

压贴耳穴方：

心、肝、肾、脾、神门。

3 天 1 次，用王不留行压贴，15 天为 1 疗程。

二诊：患者自述症状减轻，查血压 160/85mmHg，脉弦有力，舌质红，苔黄。虽然以前症状改善，按中医理论，肝藏血，由于肝脏长期得不到濡养，肝阴不足，肝脏蕴热，导致血稠，引起血液循环不畅。由于血脂高，一直加重心脏负担。心脏好比一个泵，不断地泵水，假如泵的是粥，就会加重泵的负担。如果粥在管道中回流，阻力也会相应增加。反之，如果泵的是水，相应就会减轻泵的负担。换一句话说，血液黏度降低了，心脏的负担就减轻了。处以羚角地黄汤加味：

羚羊角 10g（先煎兑服）	知母 12g	毛冬青 30g
淡竹茹 12g	生地黄 12g	丹参 12g
红花 12g	茯神 15g	牡丹皮 12g
水蛭 12g	牛膝 20g	菊花 12g
赤芍 12g	当归尾 12g	桔梗 12g
夏枯草 20g	黄芩 12g	川芎 12g
生龙齿 30g(包)	黄柏 12g	益母草 50g

珍珠母 30g（包）

7 剂。

本方平肝息风，凉血活血，扩张血管。方剂中桔梗与牛膝配伍一升一降，从而减轻血液循环不畅所引起的症状。毛冬青有持久性的扩张血管作用。大剂量益母草在组方中有明显的降血压作用。中药配合针灸治疗，患者很快康复。

104 忧虑过度引起失眠

赵某，男，58 岁。系某公司业务经理。工作繁忙，精神忧虑，心慌不眠，睡时需服安定催眠，久而久之，精神恍惚。一日请我出诊。患者精神不佳，面焦虑，纳食不香，口干，大便结。脉细数，舌质红，苔黄干涩。本病为肝气郁结，扰乱心神，久郁久虑，伤脾犯胃，痰火内生。治以疏肝理气，清泻心火，安神定志，清热化痰。处以清心益智安神汤：

黄芩 12g	琥珀粉 12g（包）	知母 12g
五味子 12g	竹叶心 12g	天竺黄 12g
柏子仁 15g	丹参 12g	莲子心 3g
生龙齿 20g（包）	酸枣仁 12g	生地黄 12g
朱茯神 15g	黄柏 12g	炙远志 12g
玄参 10g	夜交藤 20g	柴胡 10g
郁金 12g	合欢皮 12g	

7 剂。

1 周后打来电话告知病情已好转。

105 思虑过度引起功能紊乱的顽固性失眠

陈某，女，58 岁，因丈夫逝世，悲痛欲绝，思虑过度，不思饮食，思念连绵，情绪低落，泪流满面。1 周后，两个女儿陪同其来我处求治。陈某脉沉弦，舌质艳红，苔黄口苦，口干，小便黄，大便不畅，头昏头痛，导致失眠。辨证为思虑过度，扰乱神明。治以清心醒脑，疏肝理气，解郁火，使肝气条达。处以清心醒悟饮子：

黄芩 12g	知母 12g	茯神 15g
酸枣仁 15g	生地黄 12g	栀子 12g
朱砂 1.5g（兑服）	夜交藤 20g	竹茹 12g
麦冬 12g	生龙骨 30g	生牡蛎 30g
炙远志 12g	黄柏 12g	天冬 12g
柏子仁 12g	五味子 12g	丹参 12g
郁金 12g	生何首乌 12g	合欢花 12g
白毛夏枯草 15g	石斛 12g	柴胡 10g

7 剂。

药服 3 剂，其女儿就打来电话告诉我她心情转好，悲思大减，能吃能睡。嘱患者继续再进 5 剂，至今精神爽快。

106 心肾不交导致的失眠

袁某，女，25 岁。系邮电系统服务员。面黄发枯，面浮肿，失眠多梦，脉沉细，尺脉无力，舌质红，少苔，月经不调，腰酸背胀，心悸，口渴，不思饮食，烦躁不安。本病为心肾不交，阴虚阳亢，心悸不眠。治以交通心肾，安神定志，滋补肝阴。处以二至汤加味：

旱莲草 12g	川石斛 12g	远志 12g
生龙骨 20g(包)	女贞子 12g	枸杞 12g
石菖蒲 12g	朱茯神 15g	龟板胶 15g（烊化兑服）
玉竹 12g	柏子仁 12g	五味子 12g
生地黄 12g	熟地黄 12g	北沙参 12g
酸枣仁 15g	当归 12g	川芎 10g
丹参 12g	夜交藤 15g	

7 剂。

服上方已痊愈。

远志与石菖蒲配伍能起到交通心肾的作用。

107 阴虚阳亢引起的心烦不眠

常某，男，39 岁。失恋，面消瘦，心燥口渴，五心烦热，失眠难以入睡。本病为阴虚内燥，阴虚阳亢引起的失眠。治以补阴潜阳，补水生津，安神。处以秦艽鳖甲汤加减：

当归 12g	鳖甲 12g	赤芍 12g
五味子 12g	生地黄 12g	熟地黄 12g
青蒿 15g	泽泻 12g	麦冬 12g
龟板 12g	地骨皮 20g	磁石粉 50g（包）
黄芩 12g	秦艽 12g	牡丹皮 12g
丹参 12g	黄柏 12g	栀子 12g
夜交藤 20g	柏子仁 12g	酸枣仁 15g
知母 12g		

5 剂。

108 精神分裂症昼夜难眠

胡某，女，39 岁，会计，有离婚史。有时胡言乱语，说些难以理解的话，昼夜难眠，时有头痛不适。脉弦数，舌红苔黄。本病为热痰迷心窍，扰乱神明。治以清热化痰，清心开窍，安神定志。处以复方滚痰汤：

黄芩 12g	生龙齿 30g（包）	石菖蒲 12g
莲子心 3g	生地黄 12g	真琥珀粉 12g（兑服）
半夏 12g	竹茹 12g	青礞石 30g（包）
胆南星 12g	茯苓 15g	麦冬 12g
生铁落 50g	天竺黄 12g	化橘红 12g
炙远志 12g	酸枣仁 15g	柏子仁 12g

朱砂0.5g（兑服） 夜交藤20g

7剂。

针灸方：

1组：太冲（点刺放血）、行间（泻）、三阴交、内关、合谷、风池、神门、安眠穴。

2组：耳穴用王不留行压贴神门、心俞。

每日1组次，5天为1疗程。

经治疗完全康复。

109 精神分裂症

患者王某，男，22岁，住湖南省宁乡县。由于没考上大学，受到父母斥骂后月余发病，西医专科医院诊断为精神分裂症，治疗后再次发病。患者消瘦，面显得苍白憔悴，烦躁不安，嘴里不时地嘀咕什么，但问而即答，只是不耐烦急躁不安。脉弦滑有力，舌质艳红，舌苔黄燥，小便黄，大便结，寐差。据他父亲说在家整天吵闹，摔砸东西，无法阻止。全家用各种办法都无济于事。患者由于精神上的打击和郁闷诱发此病，按中医理论来讲是内伤七情所致。由于过度的思忧和外来的因素引起发怒，导致患者痰火内生，热痰蒙心扰脑，肝气郁结，肝火横逆，继而口出狂言，打人毁物，无法劝阻。治以清泻肝火，滋阴补水，疏肝理气，化痰开窍，醒脑安神。家属亲友配合抚慰。处以复方龙胆泻肝汤：

龙胆草 10g	白芍 15g	牛膝 12g
莲子心 3g	柴胡 10g	黄柏 12g
黄芩 12g	玄参 12g	泽泻 12g
青礞石 30g	郁金 12g	生龟板 15g
生地黄 12g	栀子 12g	木通 12g
生铁落 50g	合欢皮 12g	知母 12g
当归 12g	车前子 15g	竹茹 12g
朱茯神 15g	生大黄 12g	

7 剂。

耳穴压贴（用王不留行压贴）：神门、心、肝、内分泌。3天1次。

二诊：10天后患者随父亲再次来门诊。服药后效果明显好转，较前冷静，能睡能吃，也没以前吵闹了，偶尔能和父母亲进行语言沟通了。患者脉沉弦，舌质红，苔黄薄。精神转好，眼睛也显得灵活些，问而能答，大小便均正常，心情仍郁闷不快，伴耳鸣不适。治以清化热痰，疏肝理气，佐以养心安神之类药配入方中。处以礞石滚痰汤加味：

青礞石 30g	生地黄 12g	淡竹茹 12g
郁金 12g	酸枣仁 15g	知母 12g
生铁落 50g	胆南星 12g	夏枯草 20g
合欢花 12g	远志 12g	五味子 12g
生龙齿 30g	半夏 12g	莲子心 3g
朱茯神 15g	夜交藤 15g	甘草 10g
黄芩 12g	天竺黄 12g	柴胡 12g

柏子仁 12g   黄柏 12g   淮小麦 30g

7 剂。

一年后的一天，患者的伯伯腰痛找我看病时说道，他侄儿已康复，并且今年已经考上了大学，全家为之高兴。虽然我不是精神病专科医生，但是我深知对待本病的关键性是要医好病人的心。一般病人对医生有敬畏之心，医生应掌握病人心理，多给予一些安慰鼓励和表扬的语言，温和的语气和笑容有利于病人与医生沟通，有利于其接受治疗，可使病人短期内较快康复。另外也要嘱其亲属正确对待病人，多安抚和关心，也有利于早日康复。

早在 3 年前我曾亲眼看见一年轻医生在诊病时对待精神病人语气呆板，面严肃，显得有些傲慢，一问一答就像审犯人一样，惹怒了精神病人。病人以迅雷不及掩耳的快速动作，将这位年轻医生扳倒在地，幸好有旁人在场劝慰，才免除不良后果。

110 | 间歇性癫痫

李某，女，66 岁。1999 年 6 月 9 日其女来九芝堂药店门诊要求我出诊，诉说其母癫痫发作。病人正处于发作中，不省人事，口吐白沫，眼球上翻，手脚抽搐。脉沉无力，舌质淡红，苔黄薄。

针灸方：

针刺人中，强手法催针，病人顿时醒来。再针刺四神聪、百会，强手法催针。鸠尾（平刺）、后溪、丰隆、神门用泻法。病人顿时安定。

天麻 15g	僵蚕 12g	蝉蜕 10g
柴胡 10g	钩藤 20g	半夏 12g
胆南星 12g	郁金 12g	茯神 15g
竹茹 10g	石菖蒲 12g	桔梗 12g
远志 12g	莲子心 6g	朱砂 0.5g（兑服）
柏子仁 12g	酸枣仁 12g	甘草 6g
当归 12g	麝香 0.3g（兑服）	生龙齿 20g
丹参 15g	川芎 12g	牛膝 12g
夜交藤 15g		

10 剂。

病愈，再没复诊。

111 胃溃疡

由于紧张劳累、无规律进食、暴饮暴食、酗酒，导致胃部内膜充血，胃长期处于超负荷状态，久而久之，局部薄弱环节会形成溃疡点。西医学认为幽门螺杆菌会侵蚀溃疡点，加重病情的复发。患者时常感到胃部隐痛难忍，伴胃饱胀、嗝气、吐酸水、大便不畅、便结、小便黄、口渴。患者脉细数，舌质红，苔干涩。辨证为胃阴不足。治以补胃阴，行气止痛，祛瘀生新。处以复方一贯煎：

| 川楝子 10g | 沙参 12g | 延胡索 12g |

炙甘草 12g	当归 10g	枸杞 12g
白芷 10g	枳实 10g	生地黄 12g
玉竹 12g	白及 12g	麦冬 12g
蒲公英 15g	瓦楞子 12g（布包）	玄参 12g
白花蛇舌草 15g	白芍 12g	

7 剂。

112 浅表性胃炎

患者由于饥饿后暴饮暴食、不按规律进食、爱吃油炸辛辣酸咸以及难以消化食物，长此以往，刺激胃膜内壁，而形成本病。西医学认为胆汁反流或者是迷走神经兴奋促使胃酸分泌过多，长此以往胃壁受损，形成本病，如不及时治疗，可发展为糜烂性胃炎，有可能会诱发为癌变。临床症见胃疼痛难忍，纳食少，进食后胃痛伴胃部灼热，脉沉细数，舌质红，舌苔黄薄，大便结硬褐色，小便黄。

白及粉、枳实、海螵蛸、木香、延胡索、白芷、蒲公英各等份碾末，以凉开水调成糊状，每日饭前半小时空服，每日 3 次，每次 1 汤匙，20 天为 1 疗程。

113 十二指肠球部溃疡合并出血

此病多见胃脘部胀痛不适。劳累过度、饮酒吸烟、饮食不节制、工作紧张可致胃功能紊乱，进而发展为本病。患者胃部喜暖畏寒，大便常规潜血试验呈阳性，大便呈柏油便（颜色黑而发亮），大便溏。脉沉弦，舌质淡白，舌苔黄白，面白少神，头晕乏力，纳差。处以四君子汤加味：

人参 12g	炙甘草 12g	黄连 6g
木香 12g	白及 15g	蒲黄炭 12g
茯苓 12g	炮姜 6g	厚朴 12g
延胡索 12g	仙鹤草 15g	炒山楂 12g
白术 12g	炒麦芽 12g	炒神曲 12g
吴茱萸 3g	枳实 12g	白芷 10g
侧柏炭 12g	蒲公英 15g	
12 剂。		

114 胃下垂

患者多为老年体虚多病者，消瘦懒言，语气低微，喜叹息，胃胀痛不适，大便次数增多但量少，纳食差，面憔悴，脉虚无力，舌质淡白，舌苔少。证属中气下陷。经钡餐 X 片发现胃下垂。治以补中焦之胃气，气血同补，益气提升。处以补中益气汤加味：

炙黄芪 20g	当归头 15g	柴胡 10g
香附子 12g	炙甘草 15g	陈皮 12g
白术 12g	佛手片 12g	白人参 15g
升麻 12g	茯苓 12g	阿胶珠 15g（兑服）

10 剂。

针灸方：气海（针灸）、关元（灸 3 炷）、神阙（灸 3 炷）、足三里（针灸）。

每日 1 组次，10 日为 1 疗程。

115 肝胃不和肝气上逆胃痛

患者症见胃脘胀痛不适，嗳气，有时欲吐，口苦，口臭，烦躁不安，大便不畅，脉弦细，舌质红，舌苔黄腻。证属肝胆湿热上乘犯胃。处以金玲子散加味：

川楝子 10g	枳壳 10g	半夏 12g
砂仁 10g	沙参 12g	延胡索 12g
槟榔片 10g	旋覆花 12g(包)	白豆蔻 10g
太子参 12g	黄连 12g	香附子 12g
陈皮 12g	苍术 12g	白芍 12g
柴胡 6g	厚朴 12g	木香 12g
白术 12g	炙甘草 12g	

7 剂。

针灸方：足三里、合谷、下脘、日月（斜刺）、胆囊穴（泻）。

每日 1 组次，7 日为 1 疗程。

116 肝火灼胃、胃阴不足的胃痛

患者面红目赤，唇红，善饥，口渴，心烦，大便结，小便黄，胃脘部灼痛，脉弦，舌质艳红，舌苔少或苔黄。处以一贯煎加味：

川楝子 10g	麦冬 12g	天冬 12g
知母 12g	生石膏 20g	石斛 12g
当归 10g	生地黄 12g	黄连 6g
淡竹茹 12g	柴胡 5g	甘草 10g
北沙参 12g	枸杞子 12g	黄柏 12g
玉竹 12g	黄芩 12g	

5 剂。

针灸方：合谷、足三里、三阴交、上巨虚、中脘。

每日 1 组次，5 日为 1 疗程。

117 湿困脾引起的胃痛

患者纳食不香，腹胀不适，胃脘部阵发性胀痛，大便溏，脉沉濡，舌质淡白，舌苔白腻，舌体胖，舌边有齿痕。证属脾不化湿，湿阻中焦，胃滞纳呆。治以芳香醒脾燥湿、利湿。处以平胃散加味：

苍术 12g	甘草 6g	草果 10g
薏苡仁 20g	木香 10g	厚朴 12g
砂仁 10g	茯苓 12g	芡实 20g
神曲 15g	陈皮 12g	草豆蔻 12g
炒白术 12g	乌药 12g	吴茱萸 3g

7 剂。

针灸方：足三里（针灸）、神阙（灸3炷）、关元（灸3炷）、合谷、中脘。

每日 1 组次，7 日为 1 疗程。

118 脾胃虚寒冷痛

患者消瘦，面白少神，便溏，小便清长，脉虚无力，舌质淡白，舌苔白湿，胃脘部隐隐冷痛畏寒，少数伴头晕乏力。本病为脾胃虚寒夹湿，肠胃五谷食物消化不良，吸收功能衰退。治以温中祛寒湿，使脾胃得运。

人参 12g	茯苓 12g	炒扁豆 12g
鸡内金 12g	大枣 20g	山药 15g
干姜 6g	焦白术 12g	砂仁 10g
炙黄芪 15g	木香 10g	附子（先煎）10g
焦山楂 12g	焦麦芽 12g	焦神曲 12g
白豆蔻 10g	炙甘草 12g	陈皮 10g

5 剂。

针灸方：足三里（针灸）、中脘、神阙（灸3炷）、气海。

每日1组次，5日为1疗程。

除此之外，临床上胃痛久治不愈者，我建议做B超检查肝胆是否有结石，以便对症治疗。临床上也有胆结石疼痛反射到胃脘部胀痛，伴右背部不适者。

119 脾胃虚寒隐痛

2006年6月19日，邬某，女，54岁。由于胃隐痛欲吐求治于我。患者面黄肌瘦少神乏力，大便溏，脉虚无力，舌质淡白，舌苔湿，舌边有齿痕。本病为脾胃虚寒，五谷难化，吸收功能低下。治以补中益气，醒脾利湿，气血同补。

党参12g	苍术12g	木香12g
白豆蔻10g	阿胶珠12g（兑服）	茯苓12g
半夏12g	陈皮12g	炒麦芽15g
吴茱萸3g	白术12g	炙甘草12g
砂仁10g	炒神曲12g	

7剂。

二诊：1周后复诊，患者面颊红润，精神较爽。

人参12g	茯苓12g	大枣20g
炒扁豆12g	鸡内金12g	广木香12g

五味子 12g	白术 12g	龙眼肉 15g
焦山楂 12g	焦麦芽 12g	焦神曲 12g
麦冬 12g	炙甘草 12g	砂仁 10g
陈皮 10g	阿胶珠 12g（兑服）	

7 剂。

月余后路遇，人长胖了，面色红润，喜笑颜开。

120 肠胃炎腹泻

丁某，女，26 岁。长期腹泻，脉沉无力，舌质淡白，苔黄腻。处以人参白术汤加味：

人参 10g	炒扁豆 12g	砂仁 12g
白豆蔻 10g	白术 12g	薏苡仁 20g
桔梗 12g	厚朴 12g	茯苓 12g
山药 20g	苍术 12g	半夏 12g
炙甘草 12g	莲子 12g	焦山楂 12g
焦麦芽 12g	焦神曲 12g	陈皮 12g
广木香 12g	吴茱萸 3g	大枣 15g
饴糖 15g（兑服）		

7 剂。

针灸方：

1 组：合谷、足三里（灸 3 炷）、中脘、丘墟。

2 组：神阙、气海、关元（灸 3 炷）。

3 组：胃俞、脾俞、大肠俞。

每日 1 组次，7 日为 1 疗程。

121　饮食不洁腹泻

韩某，女，26 岁。时值秋季吃夜宵腹泻，腹部隐痛，大便稀，脉细滑，舌质红，苔白。处以白头翁汤加味：

白头翁 30g	黄柏 12g	吴茱萸 6g
马齿苋 15g	黄连 6g	秦皮 12g
木香 12g		

5 剂。

122　痢疾引起的腹泻

林某，男，53 岁。腹部隐痛，腹泻，大便常规检查示有痢疾杆菌，脉沉细，舌质淡白，苔黄白。处以六君子汤加味：

人参 10g	茯苓 12g	半夏 12g
砂仁 12g	白术 12g	陈皮 12g
木香 12g	吴茱萸 5g	黄连 6g
诃子 12g	秦皮 12g	蚤休 15g

5 剂。

123 霍乱腹泻

钟某，男，28 岁。呕吐、腹泻不止，消瘦乏力，大便查有霍乱杆菌。脉沉弱，舌质淡白，苔白湿。处以平胃散加味：

苍术 12g	半夏 12g	大枣 15g
木香 12g	厚朴 12g	甘草 6g
黄连 10g	贯众 12g	陈皮 12g
干姜 12g	吴茱萸 6g	川楝子炭 12g
砂仁 12g	诃子 12g	焦山楂 12g
焦麦芽 12g	焦神曲 12g	乌梅 12g

鲜马齿苋汁 30g（兑服）

5 剂。

针灸方：

神阙（灸 3 炷）、中脘（灸 3 炷）、关元（灸 3 炷）、气海（灸 3 炷）、大椎（灸 3 炷）、足三里（灸 3 炷）、合谷、然谷。

每日 1 组次，5 日为 1 疗程。

124 湿困中焦腹泻

伍某，女，41 岁。理发店职员。经常腹泻，纳食差，面白少神，脉沉濡，舌质淡白，体胖，边有齿印，舌苔白腻。处以参苓白术散加味：

人参 12g	炙甘草 10g	山药 30g
草豆蔻 12g	焦白术 12g	炒扁豆 12g
莲子 15g	苍术 12g	茯苓 12g
薏苡仁 20g	砂仁 12g	吴茱萸 3g
焦山楂 12g	焦麦芽 12g	焦神曲 12g
陈皮 12g	生姜 3 片	桔梗 12g
木香 12g	大枣 15g	诃子 12g

7 剂。

125 肠枯血燥便秘

谢某，男，56 岁。大便结，有嗜酒史，喜性酸辣油炸食品。患者脉弦数，舌质红，苔干涩。处以二地汤：

生地黄 12g	白术 30g	肉苁蓉 12g
熟地黄 12g	牡丹皮 12g	厚朴 12g
桃仁泥 12g	当归头 20g	赤芍 12g
枳壳 12g	火麻仁 12g	黄芩 12g
玄参 12g	何首乌 12g	陈皮 12g
生大黄 6g(后入)		

5 剂。

126 老年气虚便秘

高某，男，69岁。面轻度浮肿，乏力，声音低下，四肢无力，面黄少神，大便不畅，脉虚无力，舌质淡白，苔少。处以复方补中益气汤：

炙黄芪 30g	陈皮 12g	升麻 10g
大黄 6g	人参 10g	当归头 20g
厚朴 12g	郁李仁 12g	白术 30g
生姜 3 片	枳实 12g	火麻仁 12g
炙甘草 12g	柴胡 10g	玄参 10g
肉苁蓉 12g	何首乌 12g	熟地黄 12g
白芍 12g		

5 剂。

127 胃阴不足便秘

张某，女，40岁。习惯性便秘多年，口臭，口干，口腔溃疡，咽痛，脉细数，舌质红，少苔。处以复方一贯煎：

当归头 20g	麦冬 12g	黄柏 12g
厚朴 12g	川楝子 10g	枸杞 12g
栀子 12g	枳实 12g	生地黄 12g
玉竹 15g	知母 12g	石斛 12g

沙参 12g　　　黄芩 12g　　　生大黄 10g（后入）

玄参 10g

5 剂。

128 | 精神紊乱性便秘

陈某，女，24 岁。系银行职员。心烦失眠，少神，闭经，纳食差，口渴，小便黄，便秘，脉沉细，舌质红，少苔。处以清心白玉汤：

黄芩 12g　　　当归头 20g　　　枳实 12g

柴胡 12g　　　生地黄 12g　　　白芍 12g

青皮 12g　　　郁金 12g　　　竹叶心 12g

桃仁泥 12g　　　木香 12g　　　合欢皮 12g

莲子心 12g　　　厚朴 12g　　　朱茯神 15g

柏子仁 12g　　　酸枣仁 12g　　　炙远志 12g

夜交藤 15g

7 剂。

129 | 下焦实热便秘

江某，男，76 岁。酷爱吃肉类、辛温辛辣油煎油炸食品，有饮酒的习惯，经常便秘，面红，唇红，目赤，脉沉数，舌质艳红，舌苔下焦黄干涩。处以复方大承气汤：

生大黄 12g（后入）黄芩 12g　　　　玄参 12g

芒硝 10g（兑服）　黄柏 12g　　　　玉竹 12g

厚朴 12g　　　　　知母 12g　　　　桃仁泥 12g

枳实 12g　　　　　生地黄 12g　　　三棱 12g

木香 12g　　　　　当归头 20g　　　莪术 12g

3 剂。

130 肠梗阻便秘

余某，男，45 岁。大便数日未解，午后突感少腹绞痛，大汗淋漓，面苍白，脉沉数，舌质红，苔黄，口苦，口臭。处以大承气汤加味：

生大黄 12g（后入）芒硝 10g（兑服）陈皮 12g

玄参 12g　　　　　厚朴 12g　　　　桃仁泥 12g

木香 12g　　　　　生地黄 12g　　　枳实 12g

生白术 12g　　　　沉香 5g（兑服）

1 剂。

服药 10 分钟后泻下大便两次。

131 乌痧症

2008年11月16日下午，一青年壮汉携带妻子来我门诊求治，诉说他妻子今天上午看了西医，服了药仍未转好。患者面白无神，嘴唇青紫，畏风怕冷，头晕欲呕，胸闷气短伴腹泻，脉象迟濡，舌质淡白，舌苔白湿，患者极度痛苦不安，经仔细观其证候，我果断确诊为乌痧症。由于患者平时素体虚弱，时值秋凉，寒湿乘虚而入，上、中、下焦脏腑均受到侵袭，血寒导致全身血液循环不畅，犯上焦则头晕，犯中焦则胸闷气短欲吐，犯下焦则腹泻，急备白酒约二两倒入器皿，实施火酒推拿法。点燃器皿中之火酒后，令患者丈夫替她脱下上衣。我赤手空拳将带蓝色火焰酒液擦其胸部、腹部，以及背部，再沿督脉将火焰酒液赤手推拿，以手指弓式手法刮其脊柱两侧俞穴，由上往下推拿，其动作敏捷、快速、准确。约2分钟后完毕。经火酒推拿手法后，病人很快就舒展了一口气，继而面色即刻转红润，头也不晕了，胸也不闷了。症状逐渐消失，夫妻俩对此疗法之快、之神奇赞叹不已。善后以藿香正气水、小青龙合剂伴温开水服下约30mL，理中丸3g同服，再坐半小时病人自述症状基本消失，连声道谢回家。

中医有肠痧症之称，民间中医俗称乌痧症，如求治不当或求治不及时，患者随时都有生命危险。中医认为此病为寒湿入里所致，血寒阻滞全身血液循环导致脏腑功能紊乱，如再夹湿那更是雪上加霜。五谷不化，肠胃功能紊乱，寒湿阻碍中焦脾胃运化，导致腹痛腹泻。我断然以火酒推拿温通任督二脉，辅佐推其背部俞穴，因此急症迎刃而解。再以藿香正气水和小青龙合剂配理中丸，双管齐下有立竿见影之效果。藿香正气水主要除秽祛湿，芳香醒脾止吐，调理肠胃，祛中焦寒湿；而小青龙汤能温中散寒，开膝理，佐以理中丸固本善后，标本兼治又扶正固本。

132 实证的肝硬化腹水

胡某，男，41 岁。系长沙市某摩托车配件店经理。有乙肝病史，嗜烟酒。面赤目黄，腹部肿胀已经形成腹水，下肢轻度水肿，脉弦数，舌质艳红，苔黄厚，口苦口干，心烦易怒，大便干结，小便赤短，厌食厌油，乏味，全身几乎呈橘黄色，肝区隐痛，腹部有少量蜘蛛痣，本病为肝气郁结，湿热瘟毒聚结于中焦，脾不化湿，阳水壅闭，久病必有瘀。治以清瘟败毒利水，软坚散结，活血化瘀，引水下行，使邪有出路。处以黄芪防己汤加减：

黄芪 50g	川牛膝 15g	泽泻 20g
当归 20g	防己 20g	王不留行 12g（包）
生大黄 12g（后入）	半枝莲 30g	白术 15g
牵牛子 12g	炮穿山甲 15g	赤芍 12g
陈皮 12g	蝼蛄 12g	茵陈 30g
桃仁 12g	甘草 10g	商陆 10g
生鳖甲 15g	红花 12g	泽兰 30g
猪苓 30g	生龟板 15g	黄芩 12g
生地黄 12g	滑石粉 30g（包）	柴胡 12g
郁金 12g		

5剂。

二诊：患者腹部水肿及双下肢水肿全都消退，家属及本人都很高兴。患者脉弦，舌质红，苔黄，纳食尚可，大小便基本正常，右肋下触摸肝大隐痛，腹胀不适。

黄芩12g	陈皮12g	垂盆草20g
半枝莲20g	生地黄12g	虎杖12g
白花蛇舌草50g	半边莲20g	柴胡12g
田基黄12g	茵陈30g	生龟板15g
香附子12g	败酱草15g	生大黄12g
生鳖甲15g	郁金12g	蜀羊泉12g
白蚤休12g	一枝黄花15g	大腹皮12g
鸡骨草20g	金银花15g	鸡内金15g
木香12g	马鞭草20g	蒲公英15g
红花12g	当归20g	白术20g
乳香12g（包）	没药12g（包）	
桃仁12g		

7剂。

每日伴服四川阿坝生产的西黄丸，1日2次，每次1支，用温开水送服。

经以上治疗后患者病情基本稳定，能吃能睡，能照常工作，大小便正常，纳食可，脉弦细，舌质红，苔薄。唯肝区仍阵发性隐痛，时常腹胀，目浅黄，嘱其继续巩固治疗，按上方再服药12剂，仍伴服西黄丸。此病人经以上治疗基本恢复。

三诊：由于患者继续酗酒，不听劝阻，导致肝病复发，再次住院治疗。经院方一月余的治疗仍未见效，登门请我出诊。患者肝区肿大，肝左叶肿块 40mm×40mm，院方基本确诊为肝癌。处以抗癌饮软肝煎：

三棱 12g	红花 12g	郁金 12g
半枝莲 30g	莪术 12g	田七粉 15g（兑服）
黄芩 12g	半边莲 30g	炮穿山甲 15g
苏木 12g	生地黄 15g	穿心莲 20g
龟板 15g	青皮 12g	白花蛇舌草 50g
土贝母 12g	鳖甲 15g	枳壳 12g
猫爪草 30g	山慈菇 12g	桃仁 12g
柴胡 10g	生黄芪 30g	生牡蛎 50g（包）
全蝎 10g	蜈蚣 2 条	当归 20g
白芍 20g	川芎 10g	木香 10g

12 剂。

伴服四川阿坝制药厂西黄丸，每日 2 次，每次 1 支。小金丹（四川成都制药厂），每日 3 次，每次 1 支。用温开水送服。

半月后，院方 CT 复查，肿块缩小到 25mm×25mm。

四诊：患者无任何不良反应，心情舒畅，精神颇佳，要求出院在家治疗。患者脉弦有力，舌质红，苔黄，右肋下仍有阵发性隐痛。患者因工作繁忙，要求继续带病坚持工作。我促其按上方继续服药 1 疗程（1 个月），患者经复查，基本康复。

肝硬化实质上就是肝纤维化，肝细胞逐渐坏死。肝硬化腹水甚至癌变时有所见，的确是一种较为棘手的顽疾。从临床来看，一般肝硬化腹水患者多有乙肝病史或酒精肝病史。也有原发性和突发性的肝脏恶性肿瘤导致腹水者。肝硬化腹水要辨证论治，分清是阳水还是阴水，实证还是虚证。

133 虚证的肝硬化腹水

马某，女，73岁。经省肿瘤医院诊断为晚期肝癌伴腹水，不能食不能饮，已下达病危通知单给其家属，劝其出院。患者气短少神无力，面白憔悴，脉弦数，舌质淡白，舌苔白湿，舌边有齿痕，卧床呻吟，腹部水肿，青筋暴露，皮下有不均匀的蜘蛛痣，大便秘，小便闭，口干拒饮。患者有乙肝病史多年。本病为脾虚气弱，脾不化湿，肝气郁结，邪毒蕴结于中焦。治以健脾利水，活血化瘀，软坚散结，扶正固本，标本兼治。处以软肝排毒汤I号：

柴胡12g	川芎10g	三棱15g
莪术15g	茯苓皮12g	黄芩15g
青皮15g	白英25g	冬瓜皮15g
郁金12g	枳实15g	白花蛇舌草60g
猪苓15g	香附子12g	苏木15g
半枝莲30g	泽泻15g	当归20g
炙鳖甲20g	半边莲30g	木通10g
白芍15g	炮穿山甲20g	赤小豆30g
黄芪30g	白术15g	茯苓15g
党参20g	焦山楂12g	焦麦芽12g

焦神曲 12g

7 剂。

二诊：其大儿子开车来接我出诊。患者腹水已退，精神转好，能食少量米粥。脉弦细，舌质淡红，苔白。病情已经好转，可谓绝处逢生。处以软肝排毒汤Ⅱ号：

半枝莲 60g	泽兰 30g	龙胆草 10g
当归 20g	半边莲 60g	柴胡 12g
田基黄 12g	白芍 20g	白花蛇舌草 60g
郁金 12g	炮穿山甲 12g	黄芪 30g
白蚤休 15g	香附子 12g	鳖甲 15g
党参 20g	鸡骨草 30g	青皮 12g
三棱 12g	茯苓 15g	马鞭草 20g
黄芩 12g	莪术 15g	白术 15g
鸡内金 12g	车前子 30g	山药 15g
滑石粉 30g	焦山楂 15g	焦麦芽 15g
焦神曲 15g	泽泻 15g	砂仁 12g
熟大黄 12g	炮附子 10g	细辛 3g

10 剂。

三诊：患者大小便正常，能食粥类易消化食品，生活能自理，精神转佳，笑容满面。脉弦细，舌质淡红，苔薄白。

当归 100g	西洋参 50g	龟板 50g
桃仁 30g	白芍 100g	黄芪 15g

鳖甲 50g	红花 30g	柴胡 20g
茯苓 100g	炮穿山甲 50g	白花蛇舌草 150g
香附子 20g	白术 10g	川芎 15g
半枝莲 150g	郁金 30g	焦山楂 50g
焦麦芽 50g	焦神曲 50g	蜈蚣 10 条
一枝黄花 50g	鸡内金 100g	三棱 50g
木香 30g	白英 50g	田七 100g
莪术 50g	全蝎 30g	猫须草 50g
百灵草 200g	陈皮 30g	甘草 30g

1 剂。

以上烘烤研末过筛，蜜炼成丸，如梧桐子大小。嘱患者每日3 次，每次 15g，伴温开水送服。

服完全方完全康复。

134 气阴两虚导致的肝硬化腹水

莫某，女，66 岁。家族有乙肝病史，院方诊断她为原发性肝硬化腹水。患者腹水如鼓，双下肢水肿，气机上逆，嗝气，手脚心发热，口干，脉沉弦，舌质艳红，少苔。本病为气阴两虚，阴虚阳越，气虚不能使水从下焦排出，脏腑功能失调。治以清退虚热，滋阴利水，促使中下焦脏腑协调，以利开关作用。处以青蒿鳖甲汤加减：

青蒿 15g	黄芪 30g	泽兰 30g

甘遂粉1g（入胶囊吞服）　鳖甲15g　生地黄12g

川牛膝15g　　　　泽泻15g　　　秦艽15g

黄芩12g　　　　　生大黄12g　　　胡黄连18g

桑白皮12g　　　　王不留行12g（包）地骨皮20g

冬瓜皮15g　　　　芫花6g　　　　路路通10g

大腹皮12g　　　　大戟粉1g（入胶囊吞服）

3剂。

二诊：患者手脚心发热转好，腹水、双下肢水肿均已消退，脉弦，舌质红，苔黄。治以疏肝解郁，软坚柔肝，活血化瘀，恢复肝功能，活跃肝细胞，兼以滋补肝阴，脱毒排毒。

柴胡12g　　　　　莪术15g　　　　生牡蛎30g

猫爪草20g　　　　川楝子10g　　　桃仁12g

夏枯草20g　　　　石见穿15g　　　延胡索12g

红花12g　　　　　半枝莲20g　　　生黄芪30g

当归20g　　　　　龟板15g　　　　茵陈20g

白芍20g　　　　　鳖甲15g　　　　虎杖15g

三棱15g　　　　　生穿山甲15g　　一枝黄花12g

10剂。

三诊：患者面色转红润，纳食可，无不适症状，脉弦细，舌淡红，苔薄。善后以培土生金，扶正固本，滋补肝阴，醒脾燥湿，补中益气为主旨。处以香砂六君子汤加味：

人参12g　　　　　砂仁10g　　　　木香12g

黄柏 12g　　　茯苓 12g　　　白豆蔻 10g

黄芪 15g　　　龟板 12g　　　白术 12g

佛手 12g　　　黄精 12g　　　知母 12g

半夏 12g　　　生山楂 12g　　　枸杞子 15g

五味子 12g　　　陈皮 12g　　　炒麦芽 30g

何首乌 12g　　　炙甘草 12g　　　鸡内金 10g

熟地黄 15g

7 剂。

135　气机逆乱鼓胀

罗某，男，62 岁。性情暴躁，疑虑，腹胀不适，右肋刺痛，痛无定处，心烦不眠。患者脉弦数，舌质红，苔黄。治以疏肝理气，平肝降逆，滋补肝阴。处以顺舟汤：

柴胡 12g　　　香附 12g　　　延胡索 12g

半夏 12g　　　木香 12g　　　郁金 12g

当归 12g　　　枳壳 12g　　　夜交藤 15g

合欢皮 12g　　　生地黄 12g　　　旋覆花 12g(包)

淡竹茹 12g　　　川楝子 10g　　　白芍 12g

陈皮 12g　　　朱茯神 15g　　　甘草 6g

天冬 12g　　　麦冬 12g

5 剂。

136 肝胃不和引起的鼓胀

龙某，男，34 岁。纳食差，腹部鼓胀不适，脉沉弦，舌质淡白，苔黄白。治以补中益气，疏肝理气。处以健胃理气汤：

黄芪 12g	苍术 12g	吴茱萸 3g
陈皮 12g	党参 12g	枳壳 12g
焦山楂 12g	焦麦芽 12g	焦神曲 12g
木香 12g	半夏 12g	茯苓 12g
柴胡 12g	佛手 12g	厚朴 12g
白术 12g	香附子 12g	炙甘草 12g

7 剂。

137 忧郁心情不畅引起的鼓胀

常某，女，42 岁。与丈夫离婚，心情不畅，忧郁，闭经，失眠多梦，少神，面憔悴，脉弦，舌质红，少苔干涩。治以疏肝理气，交通心肾，安神定志。处以醒悟汤：

黄芩 12g	生龙齿 20g（包）	枳壳 12g
郁金 12g	琥珀粉 10g（包）	生地黄 12g
淡竹茹 12g	陈皮 12g	远志 12g
当归 12g	厚朴 12g	木香 12g
石菖蒲 12g	白芍 12g	半夏 12g

柴胡 12g	五味子 12g	夜交藤 15g
酸枣仁 12g	柏子仁 12g	川石斛 12g
甘草 12g		

5 剂。

138 肝胆疏泄阻滞引起的鼓胀

邹某，女，44 岁。面黄肌瘦，肚子鼓胀，纳食不香，大便不畅，经医院 B 超检查，胆结石伴胆囊炎病史，脉沉滞，舌质淡白，苔黄腻。治以疏肝理气，宽中理气，健脾燥湿。处以理气健脾汤：

柴胡 12g	厚朴 12g	砂仁 12g
陈皮 12g	香附子 12g	枳壳 12g
苍术 12g	木香 12g	乌药 12g
茯苓 12g	炒麦芽 15g	炙甘草 12g
半夏 12g	白术 12g	炒莱菔子 12g
大枣 15g	生姜 2 片	

5 剂。

139 暴饮暴食引起的鼓胀

张某，男，31 岁。业务经理。经常与朋友聚会，有吃夜宵的习惯，喜吃肥腻、辛辣油炸食品，经常便秘鼓胀，脉弦有力，舌质红，苔黄。治以清泻中焦脏腑实热。处以宿便汤：

黄芩 12g	当归 12g	陈皮 12g
黄柏 12g	何首乌 12g	番泻叶 10g
知母 12g	生白术 30g	芦荟 3g(兑服)
生地黄 12g	生大黄 12g（后入）	莱菔子 20g
玄参 12g	枳实 12g	

2 剂。

140 寒湿阻中焦、脾胃不运的鼓胀

张某，男，35 岁，摩的司机。正值秋冬，气候寒冷，经常在外营运，风寒湿入中焦犯胃脘，经常性胃脘不适，隐痛，面白少神，纳食不香，脉沉迟，舌质淡白，苔白湿，证属寒阻中焦，脾胃不运。治以温中健脾。处以四逆汤加味：

人参 12g	炙甘草 12g	茯苓 12g
焦山楂 12g	焦麦芽 12g	焦神曲 12g
附子 12g	苍术 12g	吴茱萸 5g
陈皮 12g	干姜 10g	焦白术 12g
半夏 12g	大枣 15g	木香 12g
红糖 30g(兑服)		

5 剂。

141 湿郁困脾引起的纳呆

郑某，男，26 岁。面蜡黄，头重，精神不振，腹胀，纳食不香。大便溏，一日 3～4 次，量少。本病为湿郁困脾，脾胃不悦。治以醒脾燥湿，利湿，引湿下行。处以六君子汤加味：

黄芪 12g	半夏 12g	苍术 12g
大枣 15g	人参 12g	陈皮 12g
薏苡仁 12g	草豆蔻 12g	茯苓 12g
炙甘草 12g	桂枝 12g	木瓜 12g
炒白术 12g	草果 10g	生姜 3 片
佩兰 12g	防己 12g	芡实 15g
萆薢 12g	木香 15g	焦山楂 12g
炒麦芽 20g		

7 剂。

142 泥沙型肝结石伴胆总管发炎

曾某，女，71 岁，1999 年 6 月 22 日就诊。1997 年患胆囊泥沙型结石，经医院手术摘除胆囊，时隔半年，胃经常胀痛不适，后右背胀，纳食少，患者面消瘦，少神，口干，大便稀，小便黄，胃部无明显压痛，病人自述手术后胃脘痛，肝、脾、胃部位做过 B 超复查，其结果显示无任何病灶，一直接受胃病治疗仍没能治愈，病人脉右弦，左沉涩，舌质红，舌苔中焦黄腻。证属肝、胆湿热郁结。肝内泥沙密度高，分布均匀，所以 B 超难以辨出。根据我多年临床经验，诊断为泥沙型肝结石伴胆总管发炎，给予中药结合针灸催石、排石双种手法。

方一：二白汤（自拟）。

成分：上等纯白醋 250g，天然白蜂蜜 250g，各等份。

方法：上二味盛入搪瓷盆混合。用文火煮沸后提开置凉，入瓶内备用。嘱患者每日饭后半小时服一小盅约 60mL，日服 3 次，服完为止。

酸入肝，白蜜含蜂蜡与醋结合有软坚散结润下作用。且补益脾胃，又助消化。

方二：肝胆排石汤（自拟）。

柴胡 15g	香附子 15g	当归 20g
白芍 20g	茵陈 30g	虎杖 15g
槟榔片 30g	乌梅 30g	赤岗梅 20g
丹参 30g	蒲公英 30g	益母草 60g
紫花地丁 30g	川石斛 20g	夜交藤 30g
龙葵 20g		

7 剂。

柴胡合香附子疏肝理气，并能引药入肝胆。当归配伍白芍，有柔肝、养阴血之作用。茵陈、虎杖配伍清热利湿。乌梅性酸入肝经可改善肝胆功能。蒲公英、紫花地丁消炎抗菌。丹参活血化瘀并有扩张血管作用，临床上能有效扩张胆总管以利排石，并促使肝内血液回流。川石斛养护肝阴，槟榔片有破坚和理气又不伤正之功效，益母草活血化瘀，能增强肝脏疏泄，促使肝细胞活跃。夜交藤有安神、通利、补益肝阴、行经络之功效，并具有燥湿作用，入肝经。赤岗梅性甘凉，有清热、消炎、杀菌功效。龙葵有消炎、利水、泻下、杀菌作用，疼痛者加延胡索15g。全方组方严谨，可起到软坚散结、活血化瘀、清热利湿、消炎杀菌、软坚散结、排石、疏泄通利作用，同时又有养护肝胆、行气止痛功效。患者在服药期间无任何不良药物反应，更无痛楚感觉。

针灸穴位：

1组：章门、期门、日月。

2组：肝俞、胆俞、脾俞。

3组：阳陵泉、胆囊穴。

12次为1疗程，共分3组，每日1组次，穴位1组章门、期门、日月，5分钟捻针一次，促使肝胆排沙、排石，留针25分钟；2组肝俞、胆俞、脾俞，留针15分钟用补益手法催针2次；3组阳陵泉、胆囊穴不留针，以泻手法达到清热利湿、消炎利肝胆之针感效应。

经以上治疗措施后，时隔7个月，得知病人面容红润，一切都正常。

胆结石、肝结石，中医八纲辨证认为此病多因湿热郁结于肝、胆，或因胆道蛔虫进入胆囊死亡后年久钙化为石，临床一般分为三类：即泥沙型结石、颗粒型结石、充填型结石。多发病于午夜，也有日常发病的，病人症状表现为胃脘部周围胀痛难忍，反射到后右背部胀，甚至呕吐。有些患者因晚餐饮食不节，多食肥腻食物，一时难以消化，导致胆囊过于收缩排放胆汁，而肝胆泥沙石，又阻碍胆总管，并在胆囊内摩擦胆囊内壁，导致胆囊内壁和胆总管内壁毛糙以致发炎。也有患者因外感风寒诱发此病的。笔者集先辈之精华，努力发掘中医、中药、针灸，对肝、胆结石治验，多年潜心考究，终于摸索总结出治疗肝、胆结石的方法。中医理论认为通则不痛，痛则不通，在此笔者提示一点，肝、胆结石疼痛往往很容易被人们忽视误认为是胃病论治，临床肌注射镇痛剂，如 654－2、阿托品，甚至度冷丁才能缓解或减轻疼痛，并结合抗生素消炎也就暂时解除了病人的疾苦，临床上总结患有胆结石的病人，也有不痛的，就连自己也不知道有结石，有些是体检，或因消化系统有病灶，经医生 B 超才知晓。临床上患者痛时都是胆结石伴胆囊炎为多。

143 胆结石伴胆囊毛糙、发炎

尹某，女，66 岁，1996 年 1 月 4 日上午就诊。患者有阵发性胃脘部疼痛，经湘潭市人民医院 B 超诊断为胆结石伴胆囊毛糙、发炎，B 超提示胆囊有 26mm×16mm 强光圈，另查阅病历有冠心病，心电图示心律不齐、早搏。大便结，小便黄，纳差，脉沉滞，舌质淡白，舌苔薄黄。本病为肝胆湿热，泥沙瘀结于胆内。笔者以肝胆排石汤 7 剂、二白汤 1 剂，终于在患者服药第 4 天的上午从粪便中拾得一颗约 24mm×12mm 之坚硬石头，后经 B 超复查，胆囊无结石，一切正常，一年来未再犯。

144 原发性泥沙型肝结石

李某，男，50 岁。1997 年 8 月 6 日就诊。患者有胆结石摘除手术病史，术后仍感胃脘部胀痛不适。食少，厌油，面黄肌瘦，大便硬结，小便黄热，脉沉滞，舌质淡红，舌苔黄腻。本病为肝胆湿热，泥沙郁结。虽患者胆囊摘除，而肝内泥沙未尽。治以疏肝理气，排石利石，柔肝软坚。

方一：

茵陈 60g	虎杖 30g	乌梅 30g
龙葵 20g	柴胡 12g	金钱草 30g
香附子 12g	赤岗梅 30g	槟榔片 20g
川石斛 20g	当归 15g	海金沙 15g(包)
白芍 15g	丹参 20g	益母草 60g
蒲公英 30g	紫花地丁 30g	鱼腥草 30g
夜交藤 30g	延胡索 12g	枳壳 10g
生大黄 10g	玄参 12g	

10 剂。

方二：

炒王不留行 100g	炒五味子 100g	炮穿山甲 100g

以上研末过筛，每日饭后伴服二白汤，每次 5g 调服。

二白汤成分：白醋 500g，白蜂蜜 500g。将蜂蜜倒入瓷盆，和白醋混合在一起，用文火煮沸待凉备用。每次 30mL。

针灸方：

胆囊穴、中脘、足三里、合谷、章门、期门（斜刺）、日月（斜刺）。

每 5 分钟催针 1 次，促使排石。

肝泥沙型结石在临床上容易被忽视，误诊为胃病者较多。虽胆囊结石摘除，而泥沙仍在肝内作祟，反射到胃脘部胀痛不适。因为泥沙密度高，分布匀，B超检查难以发现。类似这样的病人，经以上治疗后均未再犯。

145 肝炎

按西医学，肝炎主要分为甲型肝炎、乙型肝炎、丙型肝炎三大类型，也称A、B、C型，均属病毒所为。

中医临床常分为不同的证型进行辨证治疗，其诊断和治疗用药各有不同。如果一概而论会误入歧途，不但医不好病，更会雪上加霜使病入膏肓，继而延误治疗期，使病人发生肝硬化的可能。

来我门诊里有一位成姓男患者，之前身体不适，四处求医，连续求医五年都没有诊断出是患上了乙型肝炎。据病人描述，每次看病时医生都是给一些下火气的药粉或药丸。有一次这位患者带来以前吃剩的药丸让我看，原来是"龙胆泻肝丸"。

中医众所周知，龙胆泻肝丸主要是泻肝胆之实热，引实热下行之药，所以每当病人吃药就会感觉轻松些，这样看上去似乎药已对症，但终究医不好病根。其病因机病理何在？以下分类：

（1）气虚

虚证肝炎症状表现为面色蜡黄，精神疲乏，少气懒言，纳食差，时有欲吐现象，腹部鼓胀，大便溏，脉虚无力，舌质淡白，舌苔湿，舌边有齿痕。

中医辨证为肝脏失所养，病毒乘虚而入，脾阳不振，脾胃有失健运，消化系统功能紊乱，理应醒脾燥湿，疏泄肝胆，调理脾胃。三者兼施的同时攻伐病毒。这样攻补兼施，患者才能正气上乘，邪气下降，只攻不补会使病人体质变得一度虚弱。因为临床抗肝炎类中草药的药性大都是偏寒凉，方中宜结合一些有益脾胃运化的药味，不使胃纳呆，肝脏疏泄功能会逐渐增强，肝、脾、胃会相应恢复正常功能，人体免疫力也会增加，病人才能得以康复。

成某，男，40岁，装修工人。2007年3月16日就诊。身体一度乏力不适，经验血诊断为乙型肝炎，为大三阳，转氨酶超标。患者面消瘦蜡黄，少气懒言，纳食差，全身乏力，大便溏，脉虚无力，舌质淡白，舌苔少，诊断为虚证的肝病。处以香砂六君子汤加减：

党参 12g	砂仁 12g	柴胡 10g
鸡骨草 20g	木贼草 12g	炙甘草 12g
茯苓 12g	陈皮 10g	香附子 12g
垂盆草 15g	蒲公英 20g	白术 12g
半夏 10g	白豆蔻 10g	白蚤休 12g
金银花 20g	灵芝 12g	

10剂。

二诊：2007年3月26日，自述精神转好，纳食转佳，面色比之前红润，大便溏，脉沉弦，舌质淡白，苔白，苔少，继以扶正固本、攻补兼施为主，处以六君子汤加味：

党参 12g	陈皮 10g	草豆蔻 12g
绵茵陈 20g	茯苓 12g	广木香 10g

砂仁 12g	金银花 30g	炒白术 12g
柴胡 10g	厚朴 12g	蒲公英 20g
炙甘草 12g	香附子 12g	白鲜休 12g
半夏 12g	苍术 12g	半枝莲 20g

10 剂。

现已愈康复。

（2）气阴两虚

王某，女，30 岁，园林局职工。1995 年 7 月 31 日就诊。患者患乙型肝炎多年未愈，病情加重，住该市传染病院，终未治愈。她本人对中医有一定了解，抱着一线希望，由父亲扶着到我诊室。患者面白少神，消瘦，有气无力，气短少语。查阅病历，了解住院病史，得知肝功能检查为小三阳，肝肿大二指，右肋下疼痛不适，口干厌油，小便黄热，大便干结，月经失调，五心烦热，脉沉弦无力，舌质绛红，舌苔干涩。诊断为气阴两虚证。处以秦艽青蒿鳖甲汤加味：

秦艽 12g	胡黄连 12g	白芍 12g
五味子 12g	青蒿 12g	黄柏 12g
黄芪 12g	麦冬 12g	鳖甲 12g
知母 12g	黄芩 12g	柴胡 6g
地骨皮 15g	当归 12g	黄精 12g
川楝子 10g	丹皮 12g	生地黄 12g
白参 10g	延胡索 12g	

7 剂。

二诊：患者诉药进 7 剂病情转好，手脚心不发热了，口干症状缓解，精神较佳，食量增加，但肝区仍有阵发性隐痛，不耐疲劳，寐差，小便黄，脉弦数，舌质绛红，舌苔干涩，肝气横逆，肝火妄为，以龙胆泻肝汤加味清泻肝火，使邪有出路。

龙胆草 10g	栀子 12g	泽泻 12g
蜀羊泉 12g	甘草 12g	黄芩 12g
玄参 12g	青黛粉 12g（包）	蛤粉 12g（包）
马鞭草 15g	生地黄 12g	车前子 15g
柴胡 6g	垂盆草 20g	当归 12g
牛膝 15g	郁金 12g	蒲公英 20g
白芍 12g	木通 10g	一枝黄花 12g
金银花 20g		

7 剂。

青黛与蛤粉配伍为"黛蛤散"，有抗肝炎病毒药理作用。

三诊：患者精神尚好，肝区疼痛锐减，小便转清，纳食可以，脉弦，舌质仍绛红，舌苔薄。虽说治疗有了进展，但根据舌象和中医理论久病必有瘀之学说，理应软坚散结，活血化瘀，滋阴护阴，培土生金。处以三甲软肝煎加味：

生龟板 15g	桃仁 12g	田七粉（调服）10g
玄参 12g	枸杞子 15g	生鳖甲 15g
红花 10g	洋参粉（调服）16g	茯苓 12g
沙参 12g	生穿山甲 12g	蛴螬虫 6g
炒鸡内金粉（调服）6g	白术 12g	川石斛 12g

当归片 20g	熟大黄 12g	黄芩 12g
山药 15g	生甘草 12g	白芍 20g
乳香 12g（包）	没药 12g（包）	生地黄 12g
天花粉 12g		

7 剂。

四诊：患者自述服上方后右肋下不痛了，大便多呈黑色，每日 2~3 次。面色红润，触摸右肋下查肝脏已消肿，脉弦细，舌质由绛色转淡红，苔白薄。根据舌象、脉象，患者病情已从根本上有所改善，处以乙肝解毒汤：

黄芩 12g	生黄芪 20g	蒲公英 15g
茵陈 20g	鸡骨草 20g	垂盆草 20g
黄柏 12g	炒栀子 12g	一枝黄花 12g
虎杖 12g	半枝莲 20g	土茯苓 30g
知母 12g	金银花 15g	白蚤休 12g
田基黄 12g	败酱草 15g	当归 15g
赤芍 15g	生甘草 12g	

15 剂。

伴服大黄䗪虫丸半个月，并嘱患者 20 天后去医院抽血检查。月余后患者父亲特打电话来通知康复，表示感谢。

（3）疫毒内遏

韦某，男，32 岁，马来西亚新山人，在新加坡做焊工，一日寻诊于我。2006 年 4 月 9 日患者韦某经政府医院诊断为丙型肝炎，肝大二指，肝区痛，口干，大便溏，小便黄热，面及四肢皮肤和眼睛均呈橘黄色，脉沉濡数，舌质艳红，舌苔黄白腻厚，自述有时腹胀不适。本病为疫毒内遏造成的肝病，由于湿热瘟毒蕴于体内，使黄疸外溢，故使皮肤成橘黄色。治以清利肝胆之湿热，引湿热下行排于体外，兼醒脾燥湿，疏泄肝胆之邪毒。处以复方茵陈青蒿汤：

绵茵陈 30g	银柴胡 12g	当归 12g
黄芩 12g	厚朴 12g	车前子 15g
青蒿 15g	胡黄连 12g	赤芍 12g
柴胡 6g	苍术 12g	牛膝 15g
地骨皮 15g	生地黄 12g	熟地黄 12g
龙胆草 10g	香附子 12g	田基黄 12g
草豆蔻 12g	王不留行 12g（包）	生大黄 10g
泽泻 12g	木通 12g	

7 剂。

二诊：2006 年 4 月 17 日，患者自述服药后症状减轻，大便溏黑臭，小便由黄热逐渐变清长，脉沉濡，舌质红，苔黄腻。处以复方茵陈鳖甲汤：

绵茵陈 30g	地骨皮 15g	当归 15g
炒栀子 12g	柴胡 6g	石菖蒲 12g
生鳖甲 15g	银柴胡 12g	白芍 15g
玄参 12g	香附子 12g	茯苓 15g
青蒿 15g	胡黄连 12g	黄芩 12g
生地黄 12g	佩兰 12g	炒白术 12g

田基黄 12g   半枝莲 30g   青黛粉 12g（包）

滑石粉 20（包）   甘草粉 15g（包）

7 剂。

三诊：2006 年 4 月 26 日，患者服上方全身黄疸已退，唯眼睛仍黄色，药效对症，再进 7 剂。

四诊：2006 年 5 月 3 日，患者黄疸均已退，身体仍疲乏，纳食不香，肝区仍有不适，但疼痛减轻，脉沉濡，舌质红，舌苔黄白。治以醒脾利湿燥湿，疏泄肝胆之湿热。处以复方龙胆泻肝汤：

龙胆草 10g   当归 12g   车前子 15g

木通 10g   延胡索 12g   鸡骨草 20g

黄芩 12g   炒栀子 12g   牛膝 12g

泽泻 12g   田基黄 12g   木贼草 15g

生地黄 12g   玄参 12g   柴胡 6g

川楝子 10g   绵茵陈 20g   虎杖 12g

败酱草 15g   白英 15g   炒白术 12g

薏苡仁 20g   甘草 12g   苍术 12g

草豆蔻 12g   黄芪 15g

7 剂。

五诊：2006 年 5 月 12 日，患者病情稳定，脉弦细，舌质淡红，舌苔薄，残余疫毒，肝胆湿热未净，仍治以清利湿热，益脾醒脾燥湿，疏泄肝胆湿热，兼之养护肝阴，使肝脏得到舒展。处以一贯煎加减：

川楝子 10g　　　生地黄 12g　　　香附子 12g

玄参 12g　　　　厚朴 12g　　　　草豆蔻 10g

当归 12g　　　　枸杞子 15g　　　黄芩 12g

茯苓 15g　　　　半夏 12g　　　　广木香 10g

白芍 12g　　　　麦冬 12g　　　　黄柏 12g

苍术 12g　　　　佩兰 12g　　　　陈皮 10g

沙参 12g　　　　柴胡 10g　　　　知母 12g

白术 12g　　　　藿香 12g　　　　炙甘草 12g

垂盆草 20g　　　败酱草 15g　　　白蚤休 15g

鸡骨草 20g

7 剂。

六诊：不耐疲劳，无明显症状，脉弦，舌质淡红，舌苔薄，大小便均正常。为防微杜渐，巩固疗效，继服下方。

黄芩 12g　　　　白芍 12g　　　　郁金 12g

白术 12g　　　　厚朴 12g　　　　田基黄 12g

生地黄 15g　　　熟地黄 15g　　　川石斛 12g

香附子 12g　　　白豆蔻 10g　　　佛手 12g

绵茵陈 20g　　　当归 12g　　　　柴胡 10g

茯苓 12g　　　　砂仁 10g　　　　陈皮 10g

垂盆草 20g　　　半枝莲 20g　　　木贼草 20g

鸡骨草 20g　　　败酱草 15g　　　白蚤休 12g

蒲公英 20g　　　紫花地丁 15g　　金银花 20g

生甘草 12g

15 剂。

嘱其月余后去验血中心复查，结果正常。

从以上三例病案中，不难看出对于肝炎的辨证论治，虚证应先补后攻之，或攻补兼施，不要执意都用抗病毒类中草药，防止过凉伤及脾胃。而对于实证的肝病必须先攻后扶正固本较妥当。而治疗这三种肝病的方剂各有不同，但不难看出万变不离其宗，那就是抗肝炎病毒中草药均大同小异，随证候佐入。用药剂量视患者病情而论定。

146 乙型肝炎

刘某，女，23 岁。1999 年 7 月 20 日就诊。患者述患乙型肝炎多年未愈，近期黄疸指数上升，转安酶指数增高，系大三阳，右肋下肝区疼痛，小便黄热。脉弦细数，舌质红，苔黄腻，肝大两指，肝区有压痛感，月经失调，精神萎靡不振，腹胀厌食欲吐。本病为肝胆湿热郁结，外感病毒正中中焦脏腑。治以疏肝理气，健脾利湿，引湿热下行，除邪排毒。

黄芩 12g	当归 15g	白芍 12g
柴胡 12g	香附子 12g	延胡索 12g
厚朴 12g	陈皮 10g	山楂 15g
川楝子 12g	田七粉 12g（兑服）	麦冬 12g
木香 10g	五味子 12g	黄芪 15g
党参 12g	茯苓 12g	白术 12g

灵芝 15g	丹参 12g	白蚤休 12g
鸡骨草 20g	马鞭草 15g	绵茵陈 20g
虎杖 12g	垂盆草 20g	甘草 10g

15 剂。

二诊：1999 年 8 月 10 日。服药后肝区疼痛略减，精神转好，纳食尚可。查体示肝大一指，有轻微压痛，大小便均正常。我认为余毒未尽，湿热未尽，虽有缓解病邪毕竟顽固。

黄芩 12g	黄连 6g	黄柏 12g
炒栀子 12g	知母 12g	柴胡 12g
香附子 12g	当归 15g	白芍 15g
炒白术 15g	茯苓 15g	蒲公英 30g
金银花 20g	茵陈 20g	败酱草 15g
鸡骨草 20g	木贼草 15g	马鞭草 20g
金钱草 30g	白蚤休 12g	垂盆草 20g
八月札 12g	青黛粉 12g（包）	蛤粉 12g（包）
田基黄 12g	半枝莲 30g	蒲公英 30g
生甘草 12g		

15 剂。

一日患者刘某来门诊感谢，诉已康复，精神饱满，面色红润。

147 急性黄疸性肝炎

王某，男，51岁。2013年12月9日经医院诊断患急性黄疸肝炎。该医院建议患者住院治疗，而患者强调工作太忙，只吃药，不住院，经表姐介绍来我门诊求治。病历示黄疸（＋＋＋），肝区疼痛，口干口渴，不思饮食，欲吐，全身乏力，腹部鼓胀不适。刻下患者全身皮肤呈浅橘黄色，目黄，人消瘦，腹部鼓胀，肝区疼痛，肝大一指，大便溏，伴低热，双下肢轻度浮肿，脉弦细数，舌质淡红，舌苔厚黄腻。本病为饮食不节，瘟疫毒素中脏腑。治以清瘟败毒，清热利湿，疏肝理气，引药入肝。

黄芩 12g	生地黄 12g	白芍 12g
赤芍 12g	龙胆草 12g	栀子 12g
柴胡 12g	郁金 12g	厚朴 12g
枳实 12g	生大黄 12g	白术 12g
木贼草 12g	生甘草 12g	八月札 12g
泽泻 15g	滑石粉 15g（包）	青黛 12g（包）
忍冬藤 15g	田基黄 12g	鸡骨草 20g
垂盆草 20g	蒲公英 20g	黄芪 15g
金钱草 20g	茵陈 20g	虎杖 15g
败酱草 15g	金银花 15g	木通 12g
牛膝 12g	半枝莲 20g	紫花地丁 20g
马鞭草 15g		

10剂。

二诊：2013年12月22日。患者全身橘黄色基本消隐，唯独眼球还呈黄色，纳食尚可，精神转好，肝区无痛楚，腹部鼓胀转好、大便溏，脉弦细，舌质淡红，苔黄薄。可见药已对症，效不更方，再进10剂。

一日，其表姐脚扭伤找我看病，说她表弟服我的药已经病愈，没再复发，口头表示谢意。

148 乙肝后期引发的肝硬化腹水

临床上乙肝分为原发性和继发性。中医辨治肝腹水又有虚证和实证、阴水和阳水之分。

按现代临床诊断学，一部分肝硬化患者有乙肝病史。但也有长期饮酒成瘾，恶变成酒精性脂肪肝者，因此会导致肝细胞逐渐坏死，转变成纤维化、硬化，消化系统会严重受损。肝不能正常疏泄就会影响到脾的运化，脾的运化失职不调会致水泛成积，人体由于水的壅闭不能疏泄排出体外，就会导致腹水或双下肢同时水肿。由于瘟毒湿热犯中焦，患者中焦不运，邪毒无以运化排出体外，恶性循环日久终成痼疾。对于肝硬化腹水首先要辨证是阴水还是阳水。根据我的临床经验，一般患阴水者症见腹隆鼓，肚脐眼外突，腹部青筋暴露，面白少神，声音低微，面消瘦为多，脉沉濡无力，舌质淡白，舌苔白湿，舌体胖边有齿痕，大便溏量少，小便清短少。这种腹水病根在肝，脾不利湿而肝不疏泄所致。

中医理论认为急则治标，缓则治本，或标本兼治，视病情而定治疗方案。

病案一:

2003 年 4 月 3 日就诊。肖某, 男, 36 岁, 湖南人, 有乙肝病史, 继发肝硬化腹水, 曾于某三甲医院确诊为肝硬化腹水, 伴肝肿瘤, CT 可见右肝叶不均肿块, 住院治疗 20 多天。由于家境贫寒, 无力再支付高昂住院费用, 治疗无明显进展, 经别人介绍出院求治于我。

刻下患者消瘦, 面白少神, 腹水如鼓, 青筋暴露, 诉睾丸肿胀不适, 脉沉濡无力, 舌质淡白, 舌苔白湿, 大便不畅, 大便溏量少, 口干不欲饮, 小便量短少, 日排小便不到 300mL。

我辨证为中焦脾胃失运, 肝有失疏泄, 湿淫邪毒瘀阻于中焦。治以急则治标, 以软坚散结, 疏肝理气, 活血化瘀, 除湿利湿毒, 开渠引水下行。

黄芪 50g	当归 30g	半枝莲 30g
香附 12g	防己 12g	白芍 20g
蝼蛄 5g	青皮 12g	陈皮 12g
川牛膝 15g	生大黄 10g	泽泻 30g
白蚤休 12g	王不留行 15g（包）	桃仁 12g
柴胡 12g	垂盆草 30g	炒白术 20g
红花 12g	郁金 12g	茵陈 30g

10 剂。

二诊: 十几天过去了, 腹水全消, 能吃面食稀饭, 精神转好, 大便溏, 小便清长, 脉弦细, 舌质淡红, 舌苔湿。治以应扶正固本, 使肝疏达, 脾胃健运。

炙黄芪 15g	茯苓 12g	焦神曲 15g
焦麦芽 15g	焦山楂 15g	炒扁豆 12g
党参 15g	当归 12g	鸡内金 12g
砂仁 12g	柴胡 12g	陈皮 10g
草果 10g	炒白术 12g	白芍 12g
炒莱菔子 12g	草豆蔻 12g	香附子 12g
木香 10g	郁金 12g	

10 剂。

继服上方两个多月后康复。

病案二：

1986 年 7 月 13 日就诊。夏某，男，34 岁，湖南省长沙市人，有嗜烟、嗜酒史以及乙肝病史。

患者面红赤，目黄，腹水一度没有消退，情绪暴躁，大便结硬难下，小便黄热短少，仔细观察腹部有大小不均的蜘蛛痣，患者自述口渴又不敢饮水，无法进食就靠打点滴维持，肝区隐痛，全身蜡黄，脉弦数有力，舌质艳红，舌苔黄厚腻。

根据以上症状，我诊断为实证，属阳水鼓胀，瘟热之毒犯中焦脏腑，湿热内闭，黄疸外溢，久病有瘀，皮肤上有瘀血点，即蜘蛛痣，如果用放大镜去观察，就会发现痣的周围有血丝，好似蜘蛛的脚。邪热导致大小便壅闭。治以疏肝理气解郁，活血化瘀，软坚散结，排毒解毒脱毒，引阳水下行，疏通中焦、下焦脏腑，使邪有出路。

| 三棱 15g | 龟板 15g | 赤芍 12g |
| 醋芫花 5g | 田基黄 12g | 柴胡 10g |

莪术 15g	黄芩 15g	红花 12g
醋大戟 3g	虎杖 12g	郁金 12g
炮穿山甲 15g	生地黄 15g	生大黄 12g
醋甘遂 3g	半枝莲 30g	香附子 12g
鳖甲 15g	牡丹皮 12g	芒硝 10g（兑服）
茵陈 30g	白花蛇舌草 50g	泽泻 15g

3 剂。

药服 3 剂，泻下深黑色臭溏便大半便盆，随之黄热小便排出量增多，患者腹水部位像泄了气的皮球，软了下来，终将腹腔瘀毒排出体外，腹水消退，患者很高兴，想出院继续服用中药治疗。我嘱其莫燥，患者久病一度虚弱，应配合西医静脉滴注用药观察几天再决定。该西医院主管医生见状也默认了中医之药效神奇。

二诊：患者腹水已退，双下肢水肿也消了许多，面色也没那么红了，目黄肤黄也转浅了，每餐能吃些易消化的面食稀饭，患者和家属都很欣慰。

查患者脉弦有力，舌质红，舌苔黄，乏力少神，肝区仍隐痛，前方攻伐，再方攻守兼施，因邪毒邪气未尽，正气尚存，但是正不抵邪，故必须抓住时机急速清除邪毒。处以三甲软肝煎：

鳖甲 15g	三棱 15g	黄芩 12g
绵茵陈 30g	金银花 30g	白蚤休 12g
龟甲 15g	莪术 15g	生地黄 12g
田基黄 12g	半枝莲 30g	生黄芪 15g
炮穿山甲 15g	当归 15g	柴胡 10g

虎杖 12g	猫爪草 30g	红花 12g
鸡内金 12g	赤芍 15g	香附子 12g
白花蛇舌草 30g	百灵草 30g（包）	牡丹皮 12g
田七粉 12g（调服）	陈皮 10g	生大黄 10g（后入）

5 剂。

药服 5 剂后，患者出院在家养病，一日再请我出诊，患者精神和心情都转好，已无黄疸症状。脉弦细，舌质淡红，舌苔薄黄，能吃些清淡食物，大便溏，小便黄，患者恢复得很快。治以攻补兼施，攻伐过度会损伤脾胃，必须扶正固本，随着正气的上乘，邪气得除，人体免疫力能增强了，患者会很快康复。

炙黄芪 15g	鸡内金 12g	生地黄 15g
熟地黄 15g	熟大黄 10g	田基黄 12g
金银花 20g	党参 12g	田七粉 12g（调服）
黄芩 12g	半枝莲 30g	鸡骨草 20g
蒲公英 20g	炒白术 12g	当归 15g
柴胡 10g	白英 20g	虎杖 12g
陈皮 10g	茯苓 12g	白芍 15g
香附子 12g	绵茵陈 20g	灵芝片 12g
甘草 10g	百灵草 20g（包）	

15 剂。

后遇患者的弟弟说他完全康复，我嘱其弟代言要戒烟酒，多加休息。

百灵草此药受台湾名老中医马光亚先生《台北临床三十年》

一书启迪。此药并非药店商家有售，因为它就是经过炮制的干牛粪。为挽救患者的生命，我乘公共汽车到乡下荒山野岭拾回没变质的牛粪一小袋，时值盛夏，将牛粪放在强阳光下暴晒。晒干后碾碎高温蒸过后再晒干入药，当时药房也有人笑我，唯独一老药工师傅说在碾末时并无任何臭杂味，而有一股清凉的淡香味。

黄牛在荒山野岭中吃百草和各种树叶，经嚼碎与口中唾液吞于胃中和胆汁搅和在一起后排出体外。我比喻这就是个"造药工厂"，它把收采集来的各种中药经过它的"系统加工"后，把"粗胚"交还给大自然。此药药性寒凉，具有很强的清热解毒功效，而且屡用屡效。但这里我要重申一下必须是黄牛粪，而且采集季节应为夏末为好，因为这正是各种中草药生长茂盛期。要是在云南贵州高原出产药材的地方所产的牛粪，那才是更胜一筹。2000年我应邀出席北京21世纪中医药发展大会，与大会代表们交流此药功效与应用，获得赞赏。

如此看来中国地大物博，到处都蕴藏着宝藏，有待人们去发现和挖掘利用。

149 急性肾炎

谭某，男，20岁。住长沙茶厂宿舍。1994年12月20日就诊。患者全身水肿，面白乏力，自述某医院诊断其为病毒性肾炎，已经出现尿中毒症状。小便极少，尿检化验单示红细胞（+++），蛋白（+++）。每周必须洗肾一次来维持生命。

患者脉弦紧，舌质淡白，舌体胖，舌苔黑黄，实属危证，医院曾经劝其回家调养。本病为患者外感疫毒，下焦湿热不化，邪无出路。治以清血凉血，止血败毒，利水消肿。

生大黄 15g	萹蓄 15g	海金沙 20g（包）
炒龟板 20g	生蒲黄 12g（包）	五灵脂 12g
黄芩 12g	紫背天葵 15g	鱼腥草 20g
鸡内金 30g	黄柏 12g	白茅根 20g
益母草 20g	党参 15g	黄芪 30g
玉米须 60g	紫花地丁 20g	茯苓 15g
黄连 10g	金钱草 60g	滑石粉 30g（包）
白术 12g	赤小豆 30g	冬瓜皮 30g
虎杖 15g	薏苡仁 30g	白通草 10g
车前子 30g(包)	猪苓 30g	瞿麦 15g
蒲公英 30g	泽泻 20g	甘草 10g

5 剂。

二诊：1995 年 1 月 2 日。药进 5 剂后，患者每日小便逐渐增多，唯独心忡不适，畏寒怕冷。小便黄，无血尿，口味转好，精神佳，脉弦细，舌质淡白，舌苔由黑黄转化为黄白。治以益气健脾，醒脾燥湿，重镇安神。

黄芪 20g	党参 20g	熟附子 12g
肉桂粉 5g（兑服）	山茱萸 20g	大蓟 12g
小蓟 12g	巴戟天 12g	生蒲黄 12g（包）
干姜 5g	补骨脂 12g	石斛 12g
苍术 15g	藿香 15g	五灵脂 12g
佩兰 15g	川牛膝 15g	炒白术 12g

茯苓 12g	大腹皮 12g	车前子 30g（包）
白茅根 20g	厚朴 12g	生龙齿 20g
生牡蛎 30g	益母草 50g	大枣 7 枚
玉米须 60g		

3 剂。

三诊：病人转好出院，已转危为安。脉弦细，舌质淡红，舌苔白湿。

熟附子 12g	桂枝 10g	黄芪 30g
白茅根 20g	生大黄 15g	炒王不留行 15g（包）
当归 15g	山茱萸 15g	车前子 20g（包）
党参 15g	白术 12g	茯苓 12g
草薢 12g	黄精 15g	玄参 12g
丹参 12g	麦冬 12g	白芍 15g
益母草 60g	熟地黄 15g	生甘草 10g
泽泻 20g		

3 剂。

四诊：患者日益见好，全身基本消肿，唯独心肺有压迫感不适。我认为肺脏积水仍未尽，治以温阳利水。

熟附子 12g	桂枝 12g	白芍 12g
干姜 6g	蚕沙 20g	薏苡仁 20g
川牛膝 15g	炒王不留行 15g(包)	炒白术 15g
茯苓 15g	苍术 12g	枳壳 12g

| 广木香 12g | 丹参 12g | 陈皮 10g |
| 泽泻 20g | 白通草 12g | 车前子 20g（包）|

2剂。

伴服十枣汤2天（每一粒胶囊含芫花0.5g，大戟0.5g，甘遂0.5g，由药店师傅研末灌装），1号胶囊灌装，每日2次，每次1粒，用红枣汤送服。

药建奇功，服药后已愈。

150 慢性肾炎

刘某，男，32岁。平时身体很好，几乎没患过什么病，仗着自己身体好，平时也没注意太多。三伏天常光着胳膊在强光和高温下干活，热得难受时，就去自来水龙头下冲凉。天气炎热时，他就对着龙头喝没有加温杀菌的自来水。不久他就病倒了，去医院诊断为急性肾炎。经院方及时救治，转危为安，但仍未治愈，转为慢性肾炎，经常要去医院。平时一患感冒，就得住院治疗。后经人介绍请我诊治。

患者尿蛋白（＋＋），脓细胞（＋＋）。面白，轻度水肿，全身乏力少神，小便短赤，腰隐痛，伴低烧，脉濡数，舌质淡白，舌体胖，舌边有齿印，舌苔中下部黄白。中医辨证为湿热蕴毒在下焦，中焦脾湿所困，营卫不和。治以清热利湿，利水为先导。处以清瘟败毒饮：

| 金银花 30g | 玉米须 50g | 川牛膝 12g |

苍术 15g	金钱草 30g	蒲公英 30g
鲜芦根 30g	生黄芪 30g	莲须 20g
九节菖蒲 15g	土茯苓 30g	青黛粉 12g(包)
滑石粉 15g（包）	甘草粉 12g（包）	车前子 20g
猪苓 20g	大蓟 15g	小蓟 15g
泽泻 15g	水灯心 12g	

7 剂。

嘱其不拘时候当茶饮。

二诊：患者口述服中药后，小便清长，消肿，腰仍隐痛不耐疲劳，纳食较为好转。脉沉濡，舌质淡白，舌苔黄白。这表明病情有所好转。我嘱患者在原方上每剂加肉桂粉 2g（兑服），既能助膀胱气化，又能补命门火衰，再进 7 剂。

三诊：患者面部稍红润，精神面貌尚好。纳食转好，小便常规示尿蛋白正常，无脓细胞。其他情况均正常。脉沉细，舌质淡红，舌苔薄。病情基本稳定。为了防微杜渐，巩固疗效，扶正固本，治以托毒排毒，补肾益气。处以左归饮加味：

山药 20g	巴戟天 12g	续断 12g
枸杞子 15g	山萸肉 12g	淫羊藿 12g
仙茅 12g	五味子 12g	龟板 15g
杜仲 12g	益智仁 12g	熟地黄 12g
菟丝子 15g（包）	牛膝 12g	肉苁蓉 12g
鹿角胶 12g（烊化兑服）		

12 剂。

经检查已康复。

151 肾炎引起肾衰竭

唐某，男，21岁。患慢性肾炎多年，多次住院治疗，最终未能治愈。靠每周去医院做血液透析来维持生命。2001年找我看病，患者少神，头发脱落，面部及四肢水肿，全身蜡黄，脉沉细，舌质淡白，舌苔白湿。本病为水饮内停，肾脏失职，脾湿生痰，患者久病体虚，脾不化湿，命门火衰，膀胱失约。治以益气补血，促使气血升华，温阳利水。

黄芪 100g	泽泻 20g	苍术 12g
熟地黄 15g	当归 20g	水灯心 15g
防己 12g	上桂粉 2g（兑服）	白术 12g
薏苡仁 30g	王不留行 12g（包）	山药 30g
茯苓 15g	路路通 10g	土茯苓 50g
陈皮 12g	猪苓 20g	牛膝 12g
山茱萸 12g	炮附子 10g	

10剂。

二诊：患者自述小便量增多，四肢水肿及面部水肿都有不同程度消退，面颊微红润，脉弦细，舌质淡红，苔薄。病情缓解，事不宜迟，治以清利湿热、排毒，增强肾功能，促使肾小球恢复活力。

车前草 30g	黄芪 60g	炮附子 10g
过山龙 10g	玉米须 50g	山茱萸 15g
桂枝 12g	补骨脂 15g	石韦 20g
赤小豆 30g	黄精 15g	茯苓 30g
牛膝 30g	金银花 30g	何首乌 15g
苍术 15g	益母草 30g	蒲公英 30g
金樱子 30g	白茅根 50g	

10 剂。

三诊：患者精神佳，嘱其停止血透，继续巩固治疗。在上方中加入莲须 60g，再进 10 剂。

四诊：患者如常人一般，脉细，舌质淡红，苔薄。基本康复，能从事较轻的工作。嘱患者半年内不要食生冷、腥的食物，不饮酒类，在治疗期间节制房事。处以玉屏风加味：

黄芪 60g	黄精 12g	淫羊藿 12g
菟丝子 15g(包)	防风 12g	熟地黄 12g
牛膝 12g	续断 12g	白术 12g
何首乌 12g	仙茅 10g	补骨脂 12g
当归 20g	山茱萸 12g	龟板胶 15g（烊化兑服）
益智仁 12g	赤小豆 30g	巴戟天 12g
鹿角胶 15g（烊化兑服）	肉苁蓉 12g	金樱子 15g
桑螵蛸 15g	杜仲 12g	枸杞子 15g
五味子 12g	炮附子 10g	肉桂粉 2g（兑服）

10 剂。

善后服用北京同仁堂出品的中成药"龟龄集"，1日2次，每次1丸。继服1个月。

后随访，患者一年内未再犯病，已与常人一样。

152 淋病

周某，男，21岁。1999年12月1日在当地医院诊断为淋病，经院方治疗效果不佳。小便刺痛灼热，伴有白色黏液流出。脉弦数，舌质艳红，花剥苔。本病为淫毒邪气侵入下焦。治以清热利湿，排毒祛邪，泻下焦脏腑疫毒，使邪有出路。处以加味败毒饮：

金银花20g	蒲公英20g	紫花地丁20g
紫背天葵20g	野菊花20g	生黄芪15g
土茯苓30g	天花粉15g	生甘草12g
鱼腥草30g	白蚤休15g	白花蛇舌草30g
虎杖12g	金钱草30g	车前子15g（包）
白通草12g	滑石粉15g（包）	泽泻15g
白茅根20g		

7剂。

二诊：1999年12月8日。脉弦，舌质淡红，舌苔薄白，花剥苔已经消退，无其他不适，基本恢复正常。继续服中药以巩固治疗。处以五味败毒饮加味：

金银花 20g	蒲公英 20g	紫花地丁 15g
紫背天葵 15g	野菊花 15g	天花粉 15g
生黄芪 15g	生甘草 12g	白蚤休 12g
白花蛇舌草 30g	虎杖 12g	半枝莲 30g
土茯苓 30g	青黛粉 10g（包）	滑石粉 12g（包）
车前子 15g（包）	泽泻 15g	白通草 12g
牛膝 12g	山茱萸 15g	

10 剂。

方中山茱萸填补肾气。

一日，患者带其母亲就诊，自述自己已完全康复。

153 双肾结石

2006 年 1 月 1 日上午，来自新加坡某学院的叶某求治于我，患双肾结石一年余，为免除一刀之苦求治于我。叶某，女，43 岁，未婚。由于肾绞痛经新加坡政府专科医院 CT 造影检查诊断为双肾结石伴肾积液，阵发性肾绞痛，尿液检查呈阳性红细胞（＋＋＋），有 12mm×8mm、7mm×5mm、4mm×3mm 多颗粒结石，小便断续不畅，伴腰部疼痛，面白少神，头昏目眩，血压偏低 100/56mmHg，脉沉濡数，舌质淡白，舌苔白腻。患者肾气不足，无力将肾脏内污垢泥沙排出，日积月累而形成大小不均的多颗石头，中医诊为石淋。治以排石利石，软坚散结，引瘀泥沙石下行，兼之补肾气、利水行。处以自拟三金排石汤：

金钱草 60g	石韦 15g	炮穿山甲 6g
透骨草 12g	灯心草 12g	甘草 10g
海金沙 30g	萹蓄 12g	猪苓 15g
车前子 15g	山萸肉 15g	鸡内金 12g
枳实 12g	泽泻 15g	川牛膝 12g
蒲公英 15g	瞿麦 15g	王不留行 15g（包）
滑石粉 30g（包）	薏苡仁 20g	大蓟 15g
煅鱼脑石 15g（打粉过筛调服）		血余炭 10g
仙鹤草 12g		

7 剂。

鱼脑石顾名思义是海鱼类头颅内取出的石头。质地坚硬，入药时必须将石头放入铁罐，置入火中烧红后，自然冷却，碾末过筛入药。其药性寒凉，味咸，药味归经入肾经，故能软坚散结，碎石。

2006 年 2 月 12 日，叶某因伤风感冒再次来到门诊找我看病，并且说上一次肾结石看病时服用了中药后小便增多，从小便中发现了一些沉淀物类似泥沙，腰也不痛了，在医院再次复查 CT 显示双肾无结石、无积液，完全康复。自述服中药 7 天后便将石头排出来了，真是奇妙！病好了还节省了费用，更重要的是免除了外科手术。患者说现在已改变了不太相信中医的观念。

上方在煎药时应多放水，药煎三次共取药汁应在 1500mL 左右，分三次服完，嘱患者在饭前 1 小时空腹温服约 500mL，服药后应适当运动如跑步或跳绳，在药理作用和人体运动作用下泥沙石头在人体内往下运动，得以快速排出体外。如有疼痛者，方中应加入延胡索 12g 以行气止痛；伴血尿者，加血余炭 20g，荆芥炭 12g，地榆 12g。临床上根据病证情况，金钱草剂量一般要用到 30~100g 方能奏效，未发现不良反应和副作用。用量太少则杯水车薪，短期内达不到理想效果，如果服药疗程长，患者会放弃对中医药的信念。

中医临床上淋证有石淋、血淋、热淋之分，石头从体内排出会摩擦脏腑内壁导致血尿，这些排出的石头大多外表粗糙、奇形怪状。方中配伍一些消炎抗菌和止血的药较为妥善。

154 膀胱结石

潘某，男，32 岁。患膀胱结石，血尿，疼痛难忍。由其妻和父亲扶来就诊。时值 8 月中旬，天气炎热。脉弦数，舌质艳红，舌苔黄腻。少腹部绞痛难忍。辨证为血淋实热结聚于下焦脏腑。治以泻下焦实热，凉血止血，止痛，排石利石。处以八正散加味：

金钱草 30g	川牛膝 12g	甘草粉 30g（包）
延胡索 12g	瞿麦 15g	滑石粉 30g（包）
地榆 12g	鱼腥草 30g	海金沙 30g（包）
石韦 12g	大蓟 12g	小蓟 12g
栀子 12g	萹蓄 12g	车前子 30g（包）
枳实 12g	泽泻 15g	木通 10g
水灯心 10g		

5 剂。

嘱患者多喝药汤，一次500mL，一次喝完。饭前服用，1日3次，并且多运动。

第四天，患者在小便盆拾得12mm×6mm和6mm×4mm小石头两颗，两父子高兴万分。

155 血友病

患者，男，47岁，2006年11月9日就诊。患者全身均有不同程度皮下出血点，腿部有青紫块，自述在新加坡专科医院诊断为血友病，病情严重，需住院行外科手术切除脾脏，患者深感畏惧，决定采取保守治疗。查患者脉沉缓，舌质淡红，舌苔淡白，大便结，经常有口腔红色溃疡点。根据症状我确诊为紫癜，为血燥、血热妄行、气不摄血、脾不统血，阴虚阳亢耗伤阴血，血不濡养经脉导致毛细血管脆裂。处以自拟归芍养阴清营汤：

白当归头片15g	熟地黄15g	牡丹皮12g
仙鹤草15g	甘草10g	白芍20g
何首乌12g	紫草10g	阿胶珠12g（兑服）
赤芍15g	黄精12g	茜草12g
川芎6g	水牛角12g	天花粉12g
地榆12g	大枣30g	生地黄15g

15剂为1个疗程，连服3疗程。

经服用归芍养阴清营汤45剂后，症状得到缓解。全身皮下出血点和青紫块逐渐消退80%左右，口腔溃疡已愈。并自述在工作中有一次不小心被刀子划破手指，伤口流血后竟然自行止血愈合。在接受治疗之前，伤口会流血不止，难以愈合。现在检查血常规，结果显示血小板正常，红细胞正常，白细胞正常。患者精神状态良好，皮肤白皙红润，脉弦细，舌质淡红，舌苔薄，唯独便秘。我认为本病为气血不调，中焦脏腑不运。治以益气健脾生血，宽中理气，滋阴补血，促进排泄，吐故纳新，祛瘀生新为善后。处以益气健脾生血养阴汤：

炙黄芪 20g	茯苓 20g	佛手 12g
龙眼干 25g	蒲黄炭 15g	当归 20g
山药 20g	生地黄 15g	熟地黄 15g
白芍 15g	侧柏叶炭 12g	党参 20g
陈皮 12g	何首乌 15g	赤芍 15g
炙甘草 12g	生白术 30g	木香 12g
黄精 15g	仙鹤草 15g	火麻仁 12g
苍术 12g	厚朴 12g	大枣 25g
血余炭 15g	熟大黄 10g	

7 剂。

同时伴服生田七粉，用凉开水调服，1 日服 3 次，每次 6g。此病证在治疗期间忌针灸。患者服上方后康复。

按照中医理论，血友病（紫癜）多属虚证。主要表现为脾虚、气虚、阴虚、脾不统血、气不摄血、气阴两虚导致肠枯血燥，引起长期便秘，虚火上炎则会引起口腔溃疡、口臭。皮下出血，皮质青紫，中医认为是血热妄行，血燥不养经脉，毛细血管脆裂。方中以当归片、白芍为君，赤芍、生地黄、水牛角为臣，其他中药为佐使。当归配伍白芍具有活血养阴血之功效。当归补血养血活血，单纯用药性温而燥，如果与白芍配伍兼施可化温燥为平和。白芍主要成分为白芍苷，能引药入血分，药性平寒，以柔克刚养阴，和当归配伍为君恰到好处。而水牛角、生地黄、赤芍为伍，组入方中为臣之意是凉血，泻血分热、气分热，具有养阴潜阳之药理作用。熟地黄、何首乌、黄精、天花粉佐入方中有滋补养血、护阴补阴、润补肝肾、益脾之作用。牡丹皮、紫草、茜草、地榆、仙鹤草为使，有活血、凉血、止血作用，川芎在方中为动药，芳香走窜于血分中，调和营卫。阿胶珠、大枣、甘草配伍于方中可扶正固本，补其体内阳亢所耗伤阴血之根本。

血友病其症状类似中医所说的紫癜。患者主要症状为皮下出血或无缘无故地出现皮下青紫斑块，更有甚者牙龈出血、鼻经常流血，另外碰撞会导致内出血肿胀，或者刀伤创伤会致伤口流血不止，难以凝固。西医学认为其病因为患者血液内缺乏一种因子，这是一种类似凝固剂的物质。西医认为此病主要是遗传因素所致。在治疗措施中把正常人的血液输入患者的体内，或者是花昂贵的医药费用，分几次在患者静脉中直接输入这种因子，事实证明确实行之有效，病情会很快得到缓解，但这只是暂时的应急止血措施，并不能从根本上把病人治愈。中医治病必定审因，急则治标，缓则治本，或者标本兼治。

中医治疗以养血、活血、生血、补血、凉血为主旨，守而不攻，扶正固本，以柔克刚，逐步调理，使病情缓解甚至治愈。

156 登革热

罗某，女，43 岁。2014 年 6 月 28 日就诊。满身都是红点斑状。全身发热，体温达到 40.5℃。平时罗某有血压高病史，一般在 160/130mmHg 左右。她自述全身乏力，心忡不适，眼睛发黑，不思饮食，全身奇痒，骨骼疼痛。查血压下降到 80/60mmHg，心率 132 次/分钟，脉细数，舌质艳红，舌苔少。本病因蚊叮虫咬，疫毒侵蚀体内所致，已入血分。治以解毒祛邪，凉血、养血、活血，泻三焦之热分，祛风止痒。

麻黄 10g	生石膏 20g	肉桂片 6g
防风 12g	陈皮 12g	黄芩 12g
白鲜皮 12g	桑白皮 12g	苦参 12g
红花 12g	牡丹皮 12g	紫草 6g
荆芥穗 12g	青蒿 12g	鳖甲 12g
蒺藜 12g	生地黄 10g	金银花 12g
连翘 12g	竹叶 12g	生甘草 10g
白芷 10g		

6 剂。

患者服药 1 剂后，当天下午 6 时许，血压逐渐上升，心跳减缓，高热锐减，人感觉轻松许多了。第二天，罗某全身的红斑变得暗淡，体温 38.5℃，心率 120 次/分钟，血压 110/65mmHg。可见药已对症，效果神速。这也是我万万没有想到的事情。然后又药进 5 剂，全身红疹完全消退，心率恢复到 82 次/分钟，血压上升到125/75mmHg，已完全康复。事隔数月，我又把原来的方剂再次翻阅一下，自己莞尔一笑。在这种危证之下提笔按症配药，从没想到此方如此应验。

麻黄与生石膏配伍，有透表散热之功效。生石膏与肉桂配伍，属于反佐配伍，肉桂主要防止石膏寒凉，配伍其中，使之平和，不中伤身体。防风、陈皮引药入经。黄芩与桑白皮、白鲜皮配伍，泻肺热，泻三焦热。苦参有止痒杀菌之药效。红花、牡丹皮、紫草、荆芥配伍，有凉血、活血、解毒之作用。荆芥、青蒿、鳖甲有清退虚热之作用。蒺藜、生地黄、金银花、连翘、竹叶配伍，有除秽祛邪、清热解毒的作用。白芷、生甘草配伍其中，有缓解、平和、止痒之效。小剂量红花有活血化瘀作用，一般10g到12g；大剂量超过20g，就有祛瘀破血之作用。因此，在药物配伍方面应根据病情证候，严格控制剂量，切忌妄投。

157 糖尿病双下肢坏死

1998年2月7日。李某，男，79岁，湖南长沙市人，系化工原料公司退休员工。李某退休后时常一根拐杖一瓶茶水，每日吃过早餐就到公园或商店走走。在门诊没病人时总爱和我聊天，有时要我帮他检查血压。李某患有高血压、糖尿病。他和我诉说因家境困难无法医治，每天就服两次西药应付。一天他女婿带着他来诊室向我询问，像他岳父这样的糖尿病能不能治好？吃中药大概多少钱？贵不贵？边说边把老人家双裤管卷起给我看。李某双下肢已成深褐色，血瘀水肿，有几处地方已经溃烂流血水。我把手指轻轻一按就一个窝，简直就像烂苹果一样，令在场的围观者叹息。患者高大体胖，面浅褐色，双眼迎风就流泪，视力模糊，已患糖尿病多年，脉弦有力，舌质暗红，舌苔黄白腻，口干，小便频，多饮食，大便结，小便黄热，双下肢肿痛灼热、痒。平时好食肥腻多糖食物，导致血糖升高，胆固醇指数升高，胆固醇结晶阻塞血管，体内热痰纵生。我认为李某患的是痰瘀血阻型糖尿病，因年迈体虚而成难治之症。治以凉血活血、排毒解毒为先导，开 3 剂中药，并且口头安慰他老人家。

黄芩 12g	当归尾 15g	生地黄 15g
熟地黄 15g	泽兰 15g	徐长卿 12g
黄连 6g	白芍 12g	牡丹皮 12g
牛膝 12g	生大黄 12g	黄柏 12g
赤芍 12g	桃仁 12g	川芎 10g
泽泻 12g	地龙 12g	玄参 15g
红花 12g	乳香 12g（包）	没药 12g（包）
白通草 10g		

3 剂。

二诊：1998 年 2 月 11 日。李某自述服药 3 剂即显效，双下肢红肿、灼热锐减，双下肢似乎是消了一些肿。脉弦有力，舌质仍红，舌苔黄腻，大便不结了，小便仍黄。药已对症继以活血化瘀、祛瘀生新、理气化痰脱毒为宗旨。

当归尾 12g	赤芍 12g	泽兰 15g
浙贝母 15g	金银花 15g	桃仁 12g
川芎 12g	田七 12g	夏枯草 20g

紫花地丁 15g	红花 12g	牡丹皮 12g
乳香 10g（包）	没药 10g（包）	防风 12g
紫背天葵 15g	水蛭 6g	五灵脂 12g
生黄芪 12g	白芷 10g	野菊花 15g
丹参 15g	生蒲黄 15g	生大黄 12g
蒲公英 30g		

3 剂。

三诊：1998 年 2 月 14 日。红肿继续消退，灼热减轻，脉弦有力，舌质红，舌苔黄薄。

二诊方中去水蛭，加天花粉 15g，皂角刺 15g。5 剂。

外用方：五灵脂、蒲公英、五倍子各 100g，烘干碾粉，以白蜜 500g、白醋 20mL 调匀如糊状，嘱其每晚临睡时外敷双下肢，以消毒纱布包盖，再穿女性用的旧尼龙长袜子固定。

四诊：2 月 17 日。患者双下肢基本消肿，局部痒，部分伤口开始愈合，脉弦，舌红，舌苔黄薄，调整方剂以泻热养阴，平肝息风，祛瘀生新。

黄芩 12g	银柴胡 12g	徐长卿 15g
当归尾 12g	生地黄 15g	熟地黄 15g
桑白皮 12g	天麻 15g	泽兰 15g
红花 12g	乳香 12g（包）	没药 12g（包）
地骨皮 15g	钩藤 15g	五灵脂 12g
赤芍 12g	地龙 15g	胡黄连 12g
野菊花 15g	生蒲黄 12g	桃仁 12g
生黄芪 15g		

3 剂。

再继敷三诊中所用外用药。

五诊：2 月 27 日。自述皮肤痒好了许多，双下肢已消肿，大便结，小便黄，口干，脉弦舌红，舌苔黄薄。如此看来痰瘀血阻未尽，邪毒夹风入血分，应以滋阴补水，直折肝火为主。

黄连 6g	当归尾 12g	生大黄 12g
牡丹皮 12g	桑白皮 12g	黄柏 12g
赤芍 12g	徐长卿 15g	牛膝 12g
地骨皮 15g	知母 12g	玄参 12g
蒺藜 15g	地龙 12g	黄芩 12g
龙胆草 10g	生地黄 12g	石斛 12g

5 剂。

六诊：大便通畅，小便转清，舌质淡红，舌苔薄黄，双下肢伤口愈合结痂，红肿全退，无灼热感了，唯独皮肤痒，寐差睡不安宁。

在五诊方中加乌梢蛇 12g，白芷 12g，夜交藤 15g。3 剂。

七诊：患者说好了很多，双下肢基本康复无不良反应。脉弦，舌质深红，舌苔薄，口干，夜尿频。功夫不负有心人，终将双下肢治愈，我也松了一口气。再拟方扶正固本，补阴益气，滋补肾阴。在下方中，上桂粉与黄连反佐配伍引火归原，又补命门真阴之火。

生黄芪 15g	山药 20g	桑螵蛸 15g

天花粉 12g	五味子 12g	生地黄 15g
熟地黄 15g	枸杞子 15g	金樱子 15g
川石斛 12g	五倍子 12g	当归尾 12g
龟板 15g	肉苁蓉 12g	牡丹皮 12g
上桂粉 1g（另包兑服）	白芍 15g	山萸肉 12g
益智仁 12g	泽泻 12g	黄连 6g

7 剂。

至此患者基本康复。

糖尿病在临床中虽常见，但像这样双下肢坏死者，实乃棘手之病证。糖尿病有气阴两虚、痰瘀血阻、阴阳失调、内分泌失调引起的各种证候，其中有虚证和实证之区别，审其病因对症治疗方能获效。众所周知，糖尿病在目前临床医学领域里是非常难以治愈的慢性疾病。在临床上分别为 3 级，其表现症状不一。中医学谓之为消渴，分上消、中消、下消，上消口渴欲饮，中消善饥易饿，下消小便频数。临床上应辨证论治。

158 糖尿病

2008 年 6 月 29 日上午，一位姓蔡的先生轮椅推着他的夫人到我诊室。蔡先生自述他太太病情危重。患者面色如土，声音低微，双目已经处于失明状态，血压急剧下降到 60/40mmHg，脉搏低微。患者姓胡，患糖尿病多年，维持血液透析 1 年余，双肾功能已衰竭，早晨空腹血糖最高纪录超过 20mmol/L，每日靠打 2 次胰岛素和西药控制血糖升高，排尿量极少，伴高血压病、冠心病病史，曾经有 2 次中风病史。

白人参 20g	当归 12g	茯苓 20g
陈皮 12g	柏子仁 15g	山药 25g
黄芪 20g	麦冬 15g	炮附子 10g
白术 15g	丹参 15g	酸枣仁 15g
桔梗 12g	五味子 12g	干姜 12g
广木香 12g	川芎 6g	大枣 25g
夜交藤 15g		

5 剂。

以上方剂以生脉饮加味方回阳救逆，大补中焦之气，强心通利血脉，佐以安神养心、开提肺气，以附子补命门之火衰。

二诊：服药 5 剂后，胡女士居然丢掉轮椅能扶拐杖步入我诊室复诊，视力基本恢复。患者精神好转，脉沉细，尺脉无力，舌质淡白，舌苔干涩。

黄芪 15g	天花粉 15g	牡丹皮 12g
生地黄 12g	桑螵蛸 12g	金樱子 15g
麦冬 12g	山药 20g	泽泻 12g
熟地黄 12g	肉苁蓉 10g	五味子 12g
天麻 12g	天冬 12g	山茱萸 12g
茯苓 15g	苍术 12g	益智仁 12g
覆盆子 12g	石斛 12g	

12 剂。

滋补肾气虚、肾阴虚，补水生津。

服完上方后胡女士糖尿病基本稳定。其丈夫蔡先生打来电话，告诉我说他太太早晨空腹血糖 5.6mmol/L，很正常。

159 恶性眼底胶质肿瘤

吴某，男，53 岁，住长沙市，汽车驾驶员。1996 年 2 月患左眼疾病求治于省内某医院，经医院 CT 检查诊断为恶性眼底胶质肿瘤，40mm×40mm。经专家会诊决定手术治疗，但是一定要摘除左眼球。当时患者左眼外暴突出约 25mm 并充血，视力下降至 0.2，视力微弱。由于患者仍有一定视力不愿摘除左眼，要求保守治疗，虽经医院治疗一月余仍无效果，只好出院。1996 年 3 月 12 日夫妻两人怀着沉重忧郁的心情来到我的诊室求治于我。患者目赤红，左眼球外暴有胀痛感，其状旁人视之可怕。这是由于颅内眼底肿瘤向外挤压眼球所导致。脉沉滞，舌质淡红，苔白湿，大便溏，小便黄，纳食差。证属痰湿内生，肝气郁结。肝主目，脾不化湿，而"脾为生痰之源"。治以疏肝理气解郁，软坚散结，活血化瘀，疏通经络，清肝明目，清热利湿，清化顽痰。处以三棱莪术汤：

三棱 15g	柴胡 12g	白芍 12g
决明子 15g	菊花 10g	昆布 30g
莪术 15g	当归 12g	郁金 12g
木贼草 15g	白蒺藜 12g	海藻 30g
丹参 12g	蝉蜕 12g	望月砂 15g

薏苡仁 20g   蜈蚣 2 条   升麻 10g

5 剂。

每日伴服四川阿坝制药厂西黄丸 2 次，上午 1 支，下午 1 支。

三棱、莪术软坚散结，活血化瘀；柴胡、郁金疏肝解郁；当归、白芍柔肝养阴血；丹参活血化瘀；蝉蜕、菊花、决明子、木贼草、望月砂、白蒺藜清肝明目；薏苡仁利湿，薏苡仁提取物薏苡仁酯有抑制肿瘤和抗癌的药理作用；蜈蚣有行经络之效，并有抗癌活性，而且能够引药到病灶；昆布、海藻清化热痰；升麻载药上行。

二诊：1996 年 3 月 16 日。服前方视力转好，眼睛仍肿胀充血，脉沉滞，舌边有齿痕，舌苔白湿。清化湿痰，清肝明目，软坚散结，佐以利水和抗肿瘤细胞之类的药施治。

夏枯草 30g	夜明砂 15g	蝉蜕 10g
半枝莲 50g	黄芪 20g	青葙子 20g
石决明 20g	蜈蚣 2 条	白花蛇舌草 50g
防己 15g	野菊花 20g	决明子 15g
茺蔚子 15g	薏苡仁 20g	泽兰 20g
甘草 6g	三棱 15g（醋炙）	莪术 15g（醋炙）
升麻 6g		

5 剂。

三诊：1996 年 3 月 23 日。视力已经恢复到 0.5，眼球内充血转好，而且眼球逐渐回位，外观突出约 10mm。这足以证明肿瘤缩小，药已对症。

黄芪 15g	龙胆草 10g	夏枯草 20g
决明子 12g	全蝎 6g	没药 12g（包）
茯苓 12g	野菊花 15g	木贼草 12g
青葙子 15g	蜈蚣 1 条	柴胡 12g
白术 12g	密蒙花 15g	夜明砂 15g
望月砂 15g	乳香 12g（包）	桔梗 15g
苍术 15g	薏苡仁 20g	黄芩 12g
茺蔚子 12g	甘草 6g	

5 剂。

　　药共服 15 剂患者竟恢复视力至 0.9，左眼与右眼基本平衡，患者及家人非常感激，并且至今从未再犯。《丹溪心法》记述："忧怒抑郁，朝夕积累，脾气消沮，肝气横逆，逐成隐核。"我认为患者因久郁伤肝，而脾湿则生痰，郁火、痰湿瘀结，痰核行循于颅内眼底部位。西医学认为是肿瘤细胞组织在眼球后滋生。在目前医学领域里此病证很棘手，手术难度大，而且要摘除眼球，这无疑对患者是一种精神上的打击。在肿瘤范畴内此病证不多见，我辨明证候后，始终治以清泻肝火、清热败毒、疏肝理气、活血化瘀、软坚散结、益气化痰，并佐以健脾燥湿和抗肿瘤类药，终于治愈。

160 恶性甲状腺肿瘤

陈某，女，31 岁，住长沙市水道巷，属下岗人员，在酒家做临时清洁工。颈前肿块逐日增大且疼痛不适，1999 年 7 月 14 日经某医院诊断为恶性肿瘤。CT 检查出前颈部有 180mm × 140mm 硬肿块，咽部有梗阻疼痛感觉。患者面苍白，少神，月经不调，白带多，纳食差，口腔经常发炎溃烂，大便时溏时结，小便黄，脉弦滑，舌质淡，苔黄腻。证属脾湿生痰，肝气郁结。痰核聚结于颈部，因此久郁必生热痰，导致形成肿瘤。治以疏肝理气，软坚散结，活血化瘀，清热化痰，阻断肿瘤细胞组织增生，佐以有抗癌药理作用的全蝎、蜈蚣、黄药子等药。处以复方三棱莪术汤：

三棱 15g	生牡蛎 30g	白芥子 15g（包）
夏枯草 30g	天花粉 15g	半夏 12g
莪术 15g	炮穿山甲 10g（包）	黄药子 12g
黄芩 12g	威灵仙 15g	柴胡 12g
昆布 30g	蜈蚣 2 条	僵蚕 12g
半枝莲 30g	川牛膝 15g	郁金 15g
海藻 30g	川芎 12g	青皮 12g
陈皮 12g	桔梗 15g	当归 15g

7 剂。

二诊：1999 年 7 月 22 日。局部肿瘤萎缩约 50%，脉沉弦，舌质淡白，舌苔薄黄，白带少。已初见成效，在首诊方中加味再进 7 剂。

生牡蛎 30g	昆布 30g	青皮 12g
黄药子 12g	川芎 12g	紫草 10g
夏枯草 30g	海藻 30g	陈皮 12g
天花粉 15g	当归 12g	柴胡 12g
三棱 20g	全蝎 6g	黄芩 12g
白芥子 15g(包)	炮穿山甲 10g	郁金 12g
莪术 20g	蜈蚣 2 条	生地黄 12g
半夏 12g	半枝莲 30g	合欢皮 12g
桔梗 12g	川牛膝 15g	竹茹 12g

7 剂。

伴服四川阿坝出产西黄丸每日 1 支，连服 7 天。

患者经服用 14 天中药治疗后完全康复，时隔 1 月余特来诊室表示感谢。

161 肺癌

周某，男，46 岁。系市肉食水产公司干部。有嗜烟饮酒史，咳嗽久治不愈，痰中带血丝，面白消瘦，CT 检查示早期肺癌。患者不愿接受任何西医治疗，更不愿意住院。一日，来门诊请我治疗。患者干咳少痰，痰中带血丝，左上肺隐痛，面白少神乏力，消瘦，胸片显示左肺鳞状型早期肺癌。热痰中肺脏，肺阴不足，肺阴虚，癌细胞增生。脉沉弦，舌质淡白，苔黄薄。治以清肺止咳，化痰，补肺阴，抗癌。处以清肺散结汤：

黄芩 12g	石见穿 15g	蛇莓 12g
红花 12g	桑白皮 12g	半枝莲 15g
苦参 12g	炙蜈蚣 2 条（碾末调服）	鱼腥草 20g
白花蛇舌草 30g	浙贝母 15g	全蝎 6g
薏苡仁粉 15g（调服）	桃仁 12g	瓜蒌 15g
北沙参 12g	天花粉 15g	玉竹 12g
五味子 12g	仙鹤草 15g	炙甘草 12g
阿胶珠 12g（兑服）		

7 剂。

二诊：咳嗽转好，痰中未发现血丝，肺仍隐痛，消瘦，面白少神，脉弦细，舌质淡红，苔少。处以润肺散结汤：

黄芩 12g	款冬花 12g	北沙参 12g
生穿山甲 12g	桑叶 12g	半夏 12g
玉竹 12g	龟板 15g	川贝母 10g
瓜蒌 15g	白蚤休 12g	当归 15g
杏仁 12g	淡竹茹 12g	半枝莲 30g
生地黄 15g	熟地黄 15g	薏苡仁粉 15g（调服）
一枝黄花 12g	白芍 15g	阿胶珠 12g（兑服）
白及粉 12g（凉开水调服）		炙甘草 12g
化橘红 12g	五味子 12g	僵蚕 12g

12 剂。

三诊：病情好转，面色红润，精神尚可，不咳。肿块萎缩，脉弦细，舌质淡红，苔薄。病情稳定，为巩固疗效，继服中药。处以抗癌固金汤：

白花蛇舌草 60g	桃仁 12g	鳖甲 15g
瓜蒌 15g	半枝莲 30g	杏仁 12g
白蚤休 12g	半夏 15g	半边莲 30g
浙贝母 15g	仙鹤草 15g	炙款冬花 15g
山慈菇 12g	炮穿山甲 12g（包）	石见穿 20g
化橘红 12g	酒炙壁虎 2 条（碾末调服）	
僵蚕 15g	阿胶珠 12g（兑服）	
酒炙蜈蚣 2 条（碾末调服）		龟板 15g
一枝黄花 12g	薏苡仁粉 15g（调服）	黄芩 12g
桑叶 12g	炙甘草 10g	猫爪草 30g

15 剂。

四诊：CT 复查示双肺清晰，无其他异常。效不更方，再进 15 剂，以巩固疗效，病人完全康复。三年后一个星期天的上午，在本市颇有盛名的百年老字号面食馆，巧遇到周某，他高兴地说三年来再没复发，但烟酒照常，我只能好言相劝。

162 | 舌癌

颜某，男，40 岁。患者无吸烟喝酒史，平时每日约嚼三包槟榔。一日发现患口腔溃疡，舌下及舌边有结节。开始医院按一般病证治疗，经常规治疗无效后才引起院方重视，经过切片活检发现癌细胞。经当地省肿瘤医院放、化疗后病情缓解。半年后患者局部继发此病，面部发肿，少气无力伴贫血，颈下淋巴结肿大，55mm×40mm，疼痛不适，吞咽困难，大便结，小便黄，脉数，舌质艳红，苔白干粉状。火毒入营，热痰顽疾，助长癌细胞组织滋生，继而癌细胞乘虚而入，侵蚀到患者淋巴系统。像这样的病人较为难治。患者癌细胞已经转移，此时已到末期。通过放疗、化疗后病人体质极度虚弱。处以散结排毒汤：

夏枯草60g	蛇莓15g	玄参15g
黄芩20g	白花蛇舌草60g	浙贝母30g
川芎10g	黄柏15g	山慈菇15g
鳖甲30g	延胡索25g	生大黄12g（后入）
芒硝10g（兑服）		

5剂。

伴服四川阿坝制药厂西黄丸，1日2支，连服1周。

二诊：患者服药泻下一些又黑又臭大便，面部略消肿，疼痛减轻，吞咽渐好。中医有三法，即发、吐、泻，可使邪有出路。脉象沉数，舌质红，苔白燥。

夏枯草60g	黄药子10g	赤芍15g
知母12g	半枝莲60g	藤梨根30g
生地黄15g	鳖甲30g	山慈菇20g
蒲公英20g	紫草12g	炮穿山甲20g（包）
蛇莓20g	当归20g	黄芩12g

浙贝母20g	白薇20g	牡丹皮15g
黄柏12g	枳实15g	青皮15g
生大黄12g	麝香0.3g（兑服）	延胡索15g
芒硝10g（兑服）	乳香15g（包）	没药15g（包）
白芷15g	真牛黄0.5g（兑服）	百灵草30g（包）
天花粉15g	甘草12g	梅片0.2g（兑服）
白芍15g	水牛角粉15g（兑服）	

6剂。

三诊：服上方后显效。面部全部消肿，恢复原状，能吞咽食物，局部肿块结萎缩，颈部淋巴消隐。病人及家属增添了信心。治以扶正固本，攻补兼施。

党参30g	柴胡15g	乳香15g
没药15g	白芥子30g	白术30g
天然蜂蜜750g	槟榔片25g	黄柏30g
黄芪30g	白芍30g	黑丑30g
牛膝30g	生地黄50g	熟地黄50g
生牡蛎15g	生大黄30g	金银花100g
当归30g	蛀虫6g	百灵草60g
炮穿山甲60g	知母25g	

1剂。

以上药物碾末过筛，蜜炼成丸如梧桐子大，1日3次，每次10~13g。并伴服西黄丸，1日2次，1次1支。小金丹（成都制药厂生产），每日3次，每次1支。1个月后基本康复。

163 皮下脂肪瘤

杨某，女，54岁。左手腕内侧有30mm×30mm皮下脂肪瘤一块，有碍左手做事。如左手腕用劲大一点，皮下脂肪瘤处就疼痛。患者肿瘤高出皮肤10mm左右，无压痛感，推之皮下略动，脉弦滑，舌红，苔湿，证属皮下痰核。

用毫针对准肿瘤沿皮下15°斜刺。一共用9根同样毫针围刺。再在肿瘤上方中心处用四五根毫针，直捣肿瘤中心部位。留针25分钟，用强刺激手法捻针3次，每次3秒，不提插。25分钟后，取出毫针，肿瘤萎缩。

与此同时服中药5剂。处以蜈蚣木香散加味：

蜈蚣2条	川芎10g	木香12g
白芥子15g	防风12g	皂角刺15g
黄药子10g	白芷12g	生牡蛎30g
三棱12g	茯苓15g	半夏12g
莪术12g	陈皮12g	苍术12g
乳香12g（包）	没药12g（包）	

5剂。

5天后再复诊，见左手腕无任何伤痕，肿瘤完全消失。

164 | 肾脏水瘤

刘某，女，50岁。2008年7月17日就诊。诉说右肾隐痛，经医院 B 超检查，诊断为右肾水瘤 30mm×30mm 大小。小便断断续续不流畅。脉沉无力，舌质淡红，舌苔白湿。痰湿内生，壅闭脏腑，滋生结节，有碍小便排泄。治以软坚散结，破坚引水下行。

三棱 15g	莪术 15g	炮穿山甲 10g
枳实 12g	薏苡仁 30g	车前子 20g（包）
猪苓 20g	瞿麦 20g	海金沙 30g（包）
透骨草 15g	鱼腥草 20g	金钱草 30g
大蓟 15g	萹蓄 15g	灯心草 12g
滑石粉 20g(包)	生甘草 12g	黄芪 30g
山茱萸 15g	泽泻 15g	生大黄 10g
牛膝 15g	防己 12g	肉桂粉 1.5g(兑服)

15 剂。

肉桂粉可补命门火衰，与泽泻配伍，促进膀胱气化，又可平抑其他药物的寒凉之性。

患者服药后经 B 超复查示完全康复。

165 | 癌症晚期

李某，男，45岁，家住马来西亚柔佛州。2008年12月8日新山某著名专科医院诊断其为丙型肝炎伴肝硬化、肝癌腹水，经过住院治疗无明显效果，出具证明为肝癌晚期腹水危重病人，很难医治。并敦促政府公积金局发放其户头中所有储蓄公积金……之后李某也求治过许多中医，均束手无策。

2009 年 1 月 19 日就诊。病历记载早年患 C 型肝炎未愈，继而恶化成肝硬化、肝癌腹水。症见腹部坚挺如鼓，四肢及面部均水肿，肝区疼痛难忍，不断呻吟，面色如土，眼球赤黄，大便量少，小便短赤，见物欲吐，坐立不安，心烦气躁，脉弦数，舌质艳红，舌苔黄腻，口唇青紫，右肋下肝区拒按疼痛，肝肿大三指。本病为疫毒集结于中焦，肝脾失调，肝气郁结，水壅为患，邪无出路，癌细胞在肝脏中大量滋生为结节硬块，肝脏纤维化肿大，如果病情进一步恶化，肝脏血管会爆裂，造成肝脏动脉出血而亡。治以软坚散结，疏肝理气，活血化瘀，柔肝理脾，引水下行使邪有出路，兼之扶正固本，抗御及杀灭癌细胞，阻断癌细胞组织在肝脏中滋生。处以十枣汤：

红枣 10 粒煎水待凉备用，以醋制芫花 0.5g，醋制甘遂 0.5g，醋制大戟 0.5g 打成粉末，灌入 0 号胶囊，每日早上 3 粒，空腹伴红枣水送下。连服 3 天。

个别患者服十枣汤后会有肠胃绞痛，片刻后即大便泻，这属正常反应，腹泻后可服米粥一碗，以补元气。

同时处以复方三棱莪术汤：

醋炙三棱 15g	生黄芪 30g	陈皮 12g
川楝子 12g	白蚤休 15g	醋炙莪术 15g
炒党参 15g	猫人参 12g	延胡索 12g
半枝莲 30g	白芍 20g	炒白术 12g

八月札 12g	乳香 12g（包）	白花蛇舌草 30g
赤芍 15g	茯苓 12g	胡芦巴 12g
没药 12g（包）	柴胡 10g	当归片 20g
广木香 12g	青黛粉 12g（包）	滑石粉 15g（包）
甘草粉 12g（包）	炒鸡内金 12g	香附子 12g

7 剂。

1 日 1 剂，饭后一小时服用。

伴服参苓丸、生田七丸。

生田七丸：生田七粉，嘱患者自己用 0 号胶囊灌装，每日 3 次，每次 2 粒。

参苓丸：吉林白参 100g、白术 100g、茯苓 100g 碾成粉末，嘱患者自己用 0 号胶囊灌装，每日 3 次，每次 3 粒。

服上方之后，患者电话通知我，诉说肠胃蠕动频繁，日排出 3~5 次又黑又臭的稀状大便，水肿逐渐消退，肝痛缓和，能吃些粥以及面食。

10 天后复诊，全身水肿基本消退。肝痛，乏力，目浅黄，脉弦滑，舌质艳红，苔黄，病情大有好转，攻补兼施，处以复方香砂健脾益气汤：

炒党参 15g	白豆蔻 12g	苍术 12g
半夏 12g	炒神曲 15g	炒白术 12g
草豆蔻 12g	薏苡仁 30g	厚朴 12g
广木香 12g	川楝子 10g	砂仁 12g
草果 10g	肉豆蔻 12g	佛手 12g
柴胡 10g	延胡索 12g	香附子 12g

垂盆草30g　　　　绵茵陈30g　　　　生大黄12g

生甘草10g

7剂。

经过断断续续一年多的中草药抗癌、治癌、护肝、养肝、排毒，兼以活血益气调理后，现在李某精神焕发，面色红润，身体比以前健壮，时常在家进行拳击锻炼，已经重返工作岗位。在此告诫患者求医要得当，靠自己的顽强毅力，终究是能战胜癌症的。

据统计，目前马来西亚肝癌病人死亡率在80%以上。究其原因，第一，大多数病人误以为此病无药可医而放弃治疗；第二，求医不妥，个别医生轻易对此病下"判决书"，宣布为不治之症，导致病人及家属失去信心；第三，四处求医不愈，病情反复，丧失治疗信心，因而放弃治疗。肝癌患者在传统中医药辨证施治之下是有药可医的。

166　颈前甲状腺肿瘤

马来西亚新山市廖女士患颈下甲状腺肿瘤数年，也看过不少中医和西医，效果不理想。有人建议她看西医接受外科手术，被廖女士婉言谢绝。其原因是她哥早几年也是患同一种病症，经西医手术切除后现在又长了比以前还大的肿瘤。她认为以前的医师可能用药没对症，或者是临床经验不足，但她坚信中医药能治好此病。2008年4月13日经朋友介绍求治于我。当时患者颈前部有一块40mm×40mm坚硬肿瘤，颈右侧有一块20mm×20mm肿瘤，有压痛感。廖女士自述吞咽食物有梗阻感，咽部不适。治以软坚散结，疏肝理气，活血化瘀，行气化痰，再佐入一些清热败毒、有抗肿瘤药理作用的中草药，病情很快就稳定下来，肿瘤一天比一天缩小。经过一段时期治疗，廖女士的病基本痊愈，身体恢复得很好，面色红润，吃饭睡觉都好，人也长胖了。处以复方昆布海藻加减方：

昆布 30g	海藻 30g	三棱 15g
莪术 15g	青皮 12g	川芎 10g
桔梗 12g	黄药子 10g	夏枯草 30g
郁金 12g	生牡蛎 30g	木香 10g
白芥子 15g	牛膝 12g	黄芩 12g
半枝莲 30g	酒炙蜈蚣 2 条	当归尾 12g
僵蚕 12g	天花粉 12g	生地黄 12g
柴胡 10g		

10 剂为 1 疗程，连服 3 个疗程后获愈。

167 血癌

　　彭某，女，21 岁，未婚。2007 年 3 月 12 日就诊。病历示早期血癌。刻下患者全身乏力，面色无华，低热，鼻孔时常流血，血压偏低（90/60mmHg），心率加快（每分钟 113 次），脉虚无力，舌质淡白，苔干燥。患者脉证合拍，确系血癌无疑。由于他本人不愿意住院化疗，也不接受任何西医的治疗方法，于是求治于我。本病为邪毒入营入血分，阻断红细胞增生，红细胞变异坏死。治以祛邪排毒，活血化瘀，滋阴血补阴血，促使红细胞、血红蛋白增加，阻断癌细胞生长和杀灭癌细胞。

仙鹤草 50g	茜草 12g	紫草 10g
猫爪草 20g	水牛角 20g	当归 15g
红花 12g	黄芪 20g	何首乌 15g
生地黄 15g	熟地黄 15g	川芎 10g
黄精 15g	川石斛 12g	旱莲草 12g
女贞子 12g	白芍 12g	陈皮 10g
甘草 6g	白蚤休 12g	白花蛇舌草 30g
蒲公英 30g	金银花 30g	石见穿 12g
半枝莲 30g		

15 剂。

二诊：2007 年 4 月 29 日。患者面容大有改观，比较红润，精神颇佳，偶尔鼻孔流血，无低烧症状，脉沉细，舌质淡红，舌苔微薄。以上症状说明病情得到控制。为了防微杜渐，继续巩固治疗，标本兼治，补中益气，健脾生血。处以复方当归补血汤：

当归头 20g	黄芪 30g	党参 12g
炒白术 12g	茯苓 12g	砂仁 12g
广木香 10g	白芍 20g	赤芍 15g
紫草 10g	茜草 12g	熟地黄 12g
生地黄 12g	川芎 10g	何首乌 12g
鸡血藤 12g	女贞子 12g	旱莲草 12g

牡丹皮 12g	玄参 12g	枸杞子 12g
水牛角 15g	白花蛇舌草 50g	猫爪草 30g
蒲公英 30g	金银花 30g	半枝莲 30g
仙鹤草 50g		

15 剂。

半年后陪伴姐姐来看病，方知他本人经医院检验，一切正常，血癌痊愈。

168 淋巴癌

王某，男，48 岁，长沙市人。2004 年 9 月 29 日就诊。患者右颈部有 70mm×70mm 硬肿块，痛苦不堪，吞咽困难，咽部充血。经医院活检，诊断为淋巴癌。患者脉弦有力，舌质红，苔黄腻。本病为顽痰不化，瘟疫毒素内生结节。治以软坚散结，理气化痰，凉血解毒。处以三甲软坚汤：

炮穿山甲 10g（包）	龟甲 15g	鳖甲 15g
三棱 15g	莪术 15g	昆布 30g
海藻 30g	生牡蛎 30g	天花粉 15g
蜈蚣 2 条	木香 12g	川芎 12g
桔梗 12g	当归尾 15g	川牛膝 15g
白芥子 20g	黄药子 12g	僵蚕 12g
半夏 12g	青皮 12g	陈皮 12g
夏枯草 30g	黄芩 12g	生地黄 12g

牡丹皮 12g　　　　赤芍 12g　　　　柴胡 12g

郁金 12g　　　　　半枝莲 30g　　　白花蛇舌草 50g

15 剂。

伴服六神丸、片仔癀。

二诊：2004 年 10 月 20 日就诊。患者肿块变软，已经消隐 60%，药建奇功，效不更方，再进 15 剂，已康复。

169 食道癌

廖某，男，50 岁，长沙市人。经湖南省人民医院诊断为食道下段恶性肿瘤。2001 年 1 月 20 日就诊。患者局部有痛触感，便秘，口渴，目浅黄，小便红，吞咽困难。患者平时烟酒无量，好食槟榔以及煎炸食品。本病为饮食不节，热痰纵生，循行于上焦脏腑，形成结节。治以直折肝火，清三焦实热，化其顽痰，软坚散结。处以龙胆泻肝汤加味：

黄芩 12g　　　　　龙胆草 12g　　　　柴胡 6g

当归 12g　　　　　白芍 12g　　　　　茵陈 30g

栀子 12g　　　　　车前子 15g(包)　　滑石粉 20g(包)

木通 12g　　　　　泽泻 12g　　　　　白毛夏枯草 30g

三棱 15g　　　　　莪术 15g　　　　　炮穿山甲 10g（包）

龟板 10g　　　　　鳖甲 10g　　　　　白花蛇舌草 30g

半枝莲 30g　　　　白蚤休 12g　　　　黄芪 15g

天花粉 20g　　　　瓜蒌 12g　　　　　半夏 12g

胆南星 12g	厚朴 12g	枳实 12g
旋覆花 12g	代赭石 20g（包）	败酱草 12g
急性子 12g	丁香 12g	陈皮 10g
甘草 10g		

5 剂。

二诊：患者服上方后，进食转好，能喝米粥，疼痛减轻，自述大有好转，唯独小便炽热，红褐色，排尿刺痛。脉弦细，舌质红，苔黄。药已对症，余孽未尽。

黄芩 12g	龙胆草 10g	三棱 20g
莪术 20g	昆布 20g	海藻 20g
白毛夏枯草 20g	炮穿山甲 10g	鳖甲 10g
急性子 15g	生牡蛎 30g	山慈菇 12g
黄药子 12g	天花粉 15g	瓜蒌 20g
旋覆花 15g(包)	半夏 12g	枳实 12g
生大黄 12g	厚朴 12g	白花蛇舌草 30g
半枝莲 30g	猫爪草 30g	白蚤休 12g
石见穿 20g	仙鹤草 20g	代赭石 30g（包）
当归尾 12g	川芎 10g	沉香 6g
陈皮 12g	乳香 12g（包）	没药 12g（包）
丁香 12g	青黛 15g（包）	蛤粉 20g（包）

15 剂。

一日，患者来门诊给我看 CT 复查结果，显示肿瘤消隐，并说放射科主任感到愕然，并问廖某服的什么药。廖某直截了当回答："我只看中医，是中医救了我的命。"

170 肥胖

盛某，女，38 岁，身高 1.65 米，体重 94 公斤，因超重给工作和行走都带来诸多不便。2004 年 4 月 9 日就诊。盛某体胖，走路气促，脸、四肢、腹部、腰部、背部、臀部有赘肉堆积，脉沉弦，舌质红，少苔，小便黄，大便硬，平均两天大便一次，纳食可以，嗜睡，精神疲乏。本病为气虚、脾虚、脾不化湿、脾湿多痰，由于气虚无力，运化失司，体内出现过剩的脂肪堆积，脾虚无以化湿，致使痰湿内生壅闭体内，多余的水分在体内囤积。治以补中益气，调理脾胃，疏肝理气，健脾利湿化痰，兼活血、调理任脉，从而使脾胃健运，理中焦之气来达到减肥目的。

针灸方：

1 组：中脘、下脘、建里、气海、大横、水道、水分、足三里（灸 3 炷）。

2 组：京门、期门、日月、章门。

3 组：脾俞、胆俞、胃俞、承扶、秩边、小肠俞。

4 组：肩井、肩髃、手三里、三阴交、合谷、局部阿是穴。

以上穴位针刺 20 次为 1 个疗程，每日 1 组次，每次 30 分钟。

第 1 周瘦了 4 公斤，盛某感到很欣慰，并请求用纯中药减肥。应盛某要求给予 1 疗程中草药。

荷叶 12g   生山楂 20g   炒王不留行 15g

炒决明子 15g　　生大黄 12g　　生甘草 10g

广木香 12g　　生黄芪 20g　　防己 15g

泽泻 15g　　番泻叶 10g　　绞股蓝 15g

枳实 12g　　厚朴 12g　　藿香 12g

苍术 12g　　炒白术 12g　　陈皮 12g

芦荟粉 1g（兑服）　玄明粉 10g（兑服）

20 剂。

　　每日 1 剂，分上、下午各服 1 次，饭前 1 小时服用。1 周后盛某又瘦了 6 公斤，肚腩明显缩小，身体各部位也不同程度地瘦了。继续针灸治疗，盛某减掉十多公斤。由于工作紧张，不便时常来门诊做针灸治疗，所以针灸 1 疗程后改服纯中药月余，其体重后来保持在 60 公斤。如果能继续针灸 1 个疗程，他的体重可保持在 50 公斤左右，按东方人身高和体重比例来看属于理想的苗条身材了。

　　针灸减肥确实有效，而且无副作用，如结合纯中药服用，那更胜一筹，既治标又治本，双管齐下效果更佳，只要适当注意饮食，户外经常做一些适当的运动如跑步、跳绳、打球、跳舞等，即可使精力充沛，工作和学习更增添活力，体型更加健美。针灸穴位以任脉穴位为主，其他穴位为辅。顾名思义，任脉就是担负一身重任之意，又主人体一身之气的运化，气血正常的运行和增强会促使体内新陈代谢加快，将多余的脂肪排出而达到减肥目的。

171 脂肪型肥胖

徐某，女，38岁。身高163公分，体重98公斤。腹部、臀部有赘肉堆积。脉弦，舌质红，苔腻，体胖，大便三天一次，平时喜肥腻食品，有食夜宵的生活习惯，在家当全职太太，下午就活动在麻将桌上，长年累月不参加户外锻炼，导致体内脂肪沉积。本病为消化系统分泌酸液过多，胆火肝热，胆汁排放过量，引起患者食欲增强。证属胃阴不足，胃炽热。治以补胃阴，泻肝胆实热，涤肠胃之热和宿便，泻体内多余沉积脂肪。配合针灸治疗。

黄芩50g	黄芪100g	赤芍30g
生石膏250g	黄柏50g	当归60g
柴胡30g	生地黄50g	黄连50g
牡丹皮30g	川楝子50g	玄参50g
天冬50g	北沙参60g	厚朴30g
芦荟15g	麦冬50g	王不留行60g
荷叶50g	防己100g	生大黄100g
番泻叶50g	熊胆粉5g	

1剂。

以上药物碾末，水泛为丸，每日3次，每次13～15g，饭前半小时伴温开水服用。

针灸方：

1组：中脘、大横、足三里、大赫、天枢、建里。

2组：承扶、殷门、环跳、秩边、居髎、承山。

3 组：手三里、合谷、阳陵泉、三阴交、肩髃。

4 组：行间（泻）、太冲（泻）、阳陵泉（泻）、丰隆（泻）。

5 组：印堂、颊车、地仓。

6 组：肝俞、胆俞、胰俞、胃俞、大肠俞、阿是穴。

每日 1 组次，20 天为 1 个疗程。治疗期间忌吃肥腻、含糖分高的食品。多食新鲜蔬菜、豆制品增强肠胃功能蠕动和排泄。

172 脾湿不运所致水肿性肥胖

宋某，女，33 岁。在洗衣房工作，身高 168 公分，体重 99 公斤。体胖，脉缓，舌质淡，苔白湿，大便时结时溏，纳可。处以黄芪防己汤加味：

黄芪 200g	炙甘草 60g	草豆蔻 30g
白通草 20g	防己 100g	茯苓 100g
王不留行 50g	牛膝 30g	白术 60g
苍术 50g	车前子 100g	薏苡仁 120g
熟大黄 30g	生姜 50g	砂仁 30g
泽泻 60g	陈皮 30g	芦荟 10g
大枣 60g	半夏 12g	芡实 60g
藿香 50g	猪胆粉 30g	

1 剂。

以上药物碾末，水泛为丸，每日 3 次，每次 13～15g，饭前半小时伴温开水服用。

针灸方：

1组：合谷、足三里（灸3壮）、丰隆、建里、上脘、水分、大赫（灸3壮）、大横。

2组：胃俞、大肠俞、小肠俞、三焦俞、气海、膀胱俞、命门（灸3壮）、肾俞。

3组：环跳、居髎、承山、承扶。

4组：印堂、迎香、颊车、地仓、肩髃、侠白、孔最、曲池、建里、阿是穴。

每日1组次，20天为1个疗程，治疗期间忌食生冷酸、肥腻食品。

173 脑垂体功能障碍导致内分泌失调的肥胖

章某，男，35岁。自述其父母与其弟均肥胖。根据遗传学说，这与遗传因子有关。本病为脑垂体功能障碍造成内分泌失调，导致肥胖。对于这样的肥胖，临床上治疗效果往往不明显，疗程较长，但只要持之以恒，还是有希望改善的。患者脉细，舌质淡红，舌苔薄白，嗜睡。身高1.7米，体重89公斤，体胖，听觉说话反应迟钝。本病为脑垂体功能性失调，应调理脑垂体功能，活跃脑细胞组织，补脑髓，提神醒脑。中医认为肥人多痰，从痰论治，涤痰开窍醒神。

黄芩60g	白术60g	生地黄60g
熟地黄60g	生大黄50g	黄连30g

青礞石 150g	枸杞子 60g	玄参 50g
生姜 30g	石菖蒲 50g	益智仁 30g
玄明粉 50g	半夏 50g	远志 50g
肉苁蓉 30g	何首乌 100g	茯苓 100g
当归 60g	黄精 50g	朱砂 5g

1 剂。

以上药物碾末，水泛为丸，以朱砂滚衣为丸，每日 3 次，每次 10～12g，连服 1 个月。

针灸方：

1 组：神门、建里、百会、四神聪、印堂、内关、神庭、风池、水沟（点刺）、神道。

2 组：尺泽、曲池、合谷、足三里、阳陵泉、三阴交。

3 组：气海、建里、中脘、髀关、伏兔、曲泽、丰隆。

每日选用 1 组次，20 天为 1 个疗程。

4 组：交感、内分泌、肾上腺、神门、脾、胃，用王不留行压贴或局部消毒以耳针压贴耳穴。

以上针灸治疗 20 天为 1 个疗程，每日 1 组次（耳穴 3 天一次更换，每次选择 3 个穴位轮换压贴。）嘱其在治疗时多吃豆制品、蔬菜等素食，增强胃的功能，同时多吃核桃肉，益智通便。

骨伤科疾病

174 风湿骨痛、骨刺、骨质增生

在马来西亚接诊的病例中，风湿骨痛、风湿性关节炎、类风湿、骨质增生、骨刺类的患者居多，大概与这里的地理、气候环境有着密切的关系。

马来西亚地处热带雨林区域，全年平均气温介于 28～34℃，由于海洋气候雨水多，湿热重，随处可见冷气装置。另外冷饮和冰盘等也是餐桌上常见之品，人们对冲凉和赤脚在房内磁砖上行走习以为常。以上情形都容易引起这些病症的发生，轻者局部酸痛，重者骨骼变形或骨质增生、长骨刺，行走不便，疼痛难熬，大多数经治疗后可改善。这里我要郑重提示大家要防范于未然，如在家里最好穿上拖鞋。我们中国老祖宗有一句俗话是"寒从脚下入"，天长日久寒湿会侵入人体经络骨骼。又如室外气温高而室内有冷气，人们穿梭两者之间，一热一冷，从外面回来冲一个凉水澡，喝一杯冰水似乎很爽，实则伤身体。我提醒大家，大热天回家后，应该先休息片刻，待皮肤毛细孔慢慢收缩后，再冲凉或进入较冷的房间，以免寒湿侵蚀人体导致此类病症的发生。俗话说冰冻三尺非一日之寒，我相信这个道理大家都知道。

林某，女，65 岁。患类风湿关节炎和双膝关节骨刺，行走非常困难，昼夜疼痛难忍，尤以双膝关节痛楚明显。2007 年 6 月 12 日就诊。患者倾诉患病已有 7 年之久，至今仍未痊愈，患者面憔悴，双手指关节均变形，双膝关节肿大不能伸直。我按其大腿试着拉直，只听见轧轧的声响，病人直喊痛。X 线片显示关节炎伴骨质增生、双膝关节骨刺。脉象沉濡，舌质淡白，舌苔白湿，自述周身酸痛不适，大便时溏时结。证属寒湿痹证。由于年老骨质疏松，膝关节部位骨腔间隙增大，长出骨刺，骨关节内缘骨膜增生，以致双膝无法伸直。像这样的疾病在临床医学中是较为棘手的疑难病症。治以祛风、祛湿、利湿、燥湿，佐以开腠理以发散全身风邪、湿邪，以补肾壮骨、活血理气之中草药配合针灸。患者经过一个多月精心治疗后康复。

羌活 12g	独活 12g	木瓜 12g
白芷 10g	防己 10g	清风藤 12g
黄芩 12g	乳香 12g（包）	没药 12g（包）
续断 12g	桑寄生 12g	细辛 5g
黄芪 15g	当归 12g	生地黄 12g
牛膝 12g	秦艽 12g	防风 10g
麻黄 5g	老鹳草 12g	熟地黄 12g
片姜黄 12g	杜仲 12g	桂心 6g

15 剂。

针灸方：

1 组：合谷、足三里（灸 3 炷）、风池、曲池。

2 组：膝眼、鹤顶、外关、阳陵泉、三阴交。

3 组：命门（灸 3 炷）、肝俞、肾俞、脾俞。

4 组（侧卧式）：环跳、居髎、委中、承山、足三里。

15 天为 1 个疗程，每日 1 组次。

风湿骨刺、骨质增生一般好发于关节部位和骨折旧伤部位，个别我也见过骨刺生长在胸椎骨节上的，可危及生命。一般医院会建议进行胸骨外科手术，因风险大，很多患者拒绝手术诊治，后经服药针灸后大多数痊愈。

175 双膝关节骨刺

张某，男，53 岁。1997 年 1 月 30 日就诊。病历和 X 线片示双膝关节多处骨刺。疼痛难忍，行走不便，无法伸直，关节肿痛，痛苦不堪。患者长期在野外施工，风吹日晒雨淋，并有跌伤史。本病为风邪湿毒入骨骼，以致骨骼关节部位生长结节，统称为骨刺。治以软坚散结，祛风祛湿，舒筋活络，补肾壮骨。处以复方大秦艽汤：

秦艽 10g	羌活 12g	独活 12g
桑寄生 12g	细辛 6g	桂枝 12g
麻黄 10g	白芷 10g	木瓜 12g
当归 12g	川芎 10g	牛膝 12g
补骨脂 12g	杜仲 12g	续断 12g
骨碎补 12g	寻骨风 12g	透骨草 12g
老鹳草 12g	鹿衔草 12g	乳香 12g（包）
没药 12g（包）	炮穿山甲 12g（包）	忍冬藤 12g
海风藤 12g	片姜黄 12g	甘草 10g

15 剂。

针灸方：

鹤顶、双膝眼、足三里。每日 1 次，15 天为 1 个疗程。

二诊：1997 年 2 月 18 日。患者经治疗后日益好转，能拄拐杖行走。两年多的卧床之苦迎刃而解，患者很高兴。X 线片复查结果显示骨刺均已萎缩，而边缘仍有唇齿状，可见病情大有好转。效不更方，继服上方 15 剂。

两个月后，患者打来电话，说已经康复。

176 风湿骨痛

（1）热痹

李某，男，60 岁。是省制药厂一位退休干部。因全身酸胀、脚趾关节红肿，每日搭乘摩的来门诊打点滴，一个星期后仍不见好转。恰遇我从门诊路过时见到李某，见他右脚趾关节部位均红肿，不能穿鞋，裸露在外。李某见我关注遂求治于我。患者全身酸胀，脚趾关节已红肿十来天。脉濡数，舌质红，苔黄薄。本病为风湿热痹。治以清热利湿，镇痛消肿，活血化瘀。

金银花160g	蒲公英100g	生蒲黄20g
五灵脂20g		

以上药物烘干碾末，调入少量白醋和适量白开水，和匀成糊状外敷患处。

二诊：第二天患者来打点滴，已能单独走来，患者很高兴。他说这次领略到了中医的神奇，并要求继续服用中药治疗。

羌活12g	木瓜12g	蜣螂6g
海风藤12g	独活12g	当归12g

老鹳草 12g	豨莶草 12g	寄生 12g
牡丹皮 12g	鹿衔草 12g	丹参 12g
秦艽 12g	赤芍 12g	海桐皮 12g
水蛭 6g	乳香 10g（包）	没药 10g（包）
蚕沙 15g	黄芩 12g	生地黄 12g

5 剂。

药进 5 剂，再未复诊。事后半年余，带儿子看病方才知道好了。

季某，女，67 岁。右膝关节红肿发烫，吃过中西药仍没治愈。患者脉濡数，舌质红，苔黄，大便结，小便黄，膝关节肿痛发热难受，就连蹲下去大便都困难。证属风湿热痹。治以通经活络、活血化瘀，清热利湿。

针灸方：

1 组：三阴交、风池、阳陵泉、膝眼、鹤顶。

2 组：足三里、合谷、血海、丰隆、太冲（泻）、膝眼。

7 次为 1 个疗程。

中药方：

羌活 12g	木瓜 12g	黄芩 12g
络石藤 12g	独活 12g	牛膝 12g
忍冬藤 15g	乳香 12g（包）	没药 12g（包）
桑寄生 12g	当归 12g	清风藤 12g
牡丹皮 12g	秦艽 12g	生地黄 12g
海风藤 15g	赤芍 12g	片姜黄 12g
蚕沙 30g	海桐皮 12g	薏苡仁 20g

芡实 15g

7 剂。

二诊：患者肿已消退，脉濡，尺脉沉。

秦艽 12g	羌活 12g	赤芍 12g
蜣螂 12g	独活 12g	当归 12g
老鹳草 12g	地龙 15g	桑寄生 12g
牡丹皮 12g	鹿衔草 12g	全蝎 6g
杜仲 12g	生地黄 12g	熟地黄 12g
续断 12g	牛膝 12g	

7 剂。

已愈。

（2）寒痹

李某，女，64 岁。双膝关节肿痛，双踝关节肿痛，用手指一压就一个坑，行步艰难。患者脉沉濡，舌质淡白，苔白湿。证属风湿寒痹。治以温通经络，利水消肿，补肾壮骨，健脾化湿。处以自拟黄芪防己桂枝汤：

黄芪 15g	秦艽 12g	独活 12g
地龙 12g	防己 15g	木瓜 12g
蜣螂 12g	老鹳草 12g	桂枝 12g
牛膝 12g	全蝎 10g	鹿衔草 12g
茯苓 12g	羌活 12g	蜈蚣 1 条
豨莶草 15g	乳香 12g（包）	没药 12g（包）

续断 12g　　　　当归 12g　　　　　熟地黄 12g

杜仲 12g

7 剂。

针灸方：

1 组：膝眼（灸）、鹤顶（灸）、足三里（灸）、合谷、昆仑。

2 组：肝俞、肾俞、命门（灸 3 炷）、志室、脾俞。

7 次为 1 个疗程，每日 1 组次。

（3）肩周炎

赵某，男，57 岁。患肩关节炎，左手不能抬举，疼痛不适。脉濡，舌质淡白，苔湿。民间俗称五十肩痛。本病为风湿侵蚀入肩部，阻碍经络。治以温通经络，兼以舒筋活络，祛风祛湿。处以独活寄生汤加减：

独活 12g　　　　木瓜 12g　　　　　当归 12g

桑枝 12g　　　　桑寄生 12g　　　　细辛 6g

熟地黄 12g　　　老鹳草 12g　　　　羌活 12g

防风 12g　　　　川芎 10g　　　　　鹿衔草 12g

秦艽 12g　　　　白芷 12g　　　　　桂枝 12g

威灵仙 12g　　　蜈蚣 2 条　　　　　海风藤 12g

木香 10g　　　　片姜黄 12g　　　　乳香 12g（包）

没药 12g（包）　清风藤 12g

7 剂。

针灸方：

肩髃（针、灸）、肩贞、肩髎（针、灸）、肩臑（针、灸）、足三里（针、灸）、手三里、风池、后溪、合谷。

每日1组次，每次25分钟，5次为1个疗程。

经以上治疗，患者康复。上方结合针灸屡用屡效，凡肩周炎手臂不能抬举，针灸一次即见效。其中以肩三针尤为重要，肩三针包括肩髃、肩贞、肩髎。注意针刺肩贞穴时要定位准确，根据人体高矮、胖瘦来确定穴位位置，进针直刺。切记不能向肺脏倾斜，防止发生气胸。该穴位得气后以强手法催针刺激3～4次，以上肩三针穴位进针得气后，毫针加上艾球灸。另外，医者在肩贞穴以强手法催针，另一手将患者手臂持平，360°旋转摇摆，按顺时针方向摇摆5次，再逆时针方向摇摆5次。反复两次，力度不宜太大，摇摆幅度也不宜太大。这种手法叫作"白虎摇头"。

177 肩周炎

肩周炎俗称五十肩，分左肩关节发炎或者是右肩关节发炎不等。患上此病者会痛苦不堪，患手不能抬起或提物时有痛楚感，严重者昼夜疼痛难眠，给工作带来不便。常在五十岁左右发病，本病为风寒湿邪入里，中医称之"痹证"，但也有少数患者有关节跌伤、扭伤、劳伤病史而再度诱发此病症者。

西医学认为本病是肩三角肌粘连，必须以强手法撕裂或局部注射普鲁卡因配剂封闭针法实施。根据我的临床经验，认为用针灸治疗此病效果更胜一筹。有的患者针灸一次就显效，拔针后患者手臂即能抬举起来，疼痛消失。病重者治疗3～5次即可治愈。

刘某，女，55 岁，系一旅店员工。右肩部疼痛月余，看过中西医，吃了一些药仍未见效，一日求治于我。患者右臂不能抬举、肩关节有痛楚感，自述难以入睡，即使睡着了有时半夜都疼醒，很是苦恼。脉沉濡，舌质淡白，舌苔白湿，本病为风寒湿邪入里，尤以肩关节部位受袭为重，寒湿侵入经络，阻碍经络而发病。治以针灸温通经络，以手阳明大肠经为主穴。

针灸方：

1 组：肩髃（针、灸）、肩髎（针、灸）、抬肩（针、灸）——针灸术语为"肩三针"，针头上用艾球灸；肩臑（针、灸）、肩贞、曲池、后溪。

2 组：风池、合谷、足三里（针、灸）。

3 次 1 个疗程，1 日 1 组次。

肩贞穴要找准穴位，进针 2 寸，切忌针尖朝向胸部，以避免气胸的发生。留针 30 分钟后取去其他针，唯独留下肩贞穴位的针。找一助手，助手一手掌夹住患者肩部，一手将患者手臂横向拉直，以 90°角慢慢沿顺时针方向摇摆 10 次，同时医者自己以强手法催动肩贞穴位之针，再沿逆时针方向摇摆 10 次，继续催针，如此反复操作 3~4 次后再拔掉银针，令患者做招手动作，其疗效立竿见影，无痛楚感，患者举手和放下动作恢复很快。处以中药方剂善后：

羌活 12g	木瓜 12g	秦艽 10g
当归 12g	大伸筋 12g	白芍 12g
独活 12g	桂枝 10g	蜈蚣 1 条
川芎 6g	熟地黄 12g	片姜黄 12g
桑枝 12g	威灵仙 12g	木香 10g
乳香 12g（包）	没药 12g（包）	淫羊藿 12g

7 剂。

从此以后再未犯病。

178 坐骨神经痛

史某，男，64 岁。系近郊菜农。患坐骨神经痛多年，左腿疼痛，行走不便。痛处沿左后臀部延至小腿部，坐时其左腿不能抬起。西医治疗注射过普鲁卡因封闭针，也服过镇痛药芬必得，当时有效，事隔月余又复发。脉象濡数，舌质红，舌苔黄。本病为湿热夹风侵入足太阳膀胱经和足少阳胆经。治以清利湿热，疏通经络，除去风邪。处以大秦艽汤加减：

秦艽 12g	防风 12g	川芎 10g
黄芩 12g	羌活 12g	白芷 10g
白术 12g	防己 15g	独活 12g
当归 12g	茯苓 12g	乳香 12g（包）
细辛 6g	熟地黄 12g	蜈蚣 2 条
没药 12g（包）	黄芪 15g	生地黄 12g
木香 10g	大伸筋草 12g	小伸筋草 12g
片姜黄 12g	木瓜 12g	

7 剂。

针灸方：

1 组：环跳（针、灸）、居髎（针、灸）、承山、委中、足三里、阳陵泉、风市。

2组：命门（灸3炷）、肝俞、肾俞、脾俞、三焦俞、胆俞。

每日1组次，轮翻针灸。每次25分钟，10次为1个疗程。

二诊：服上方和治疗基本康复，再方巩固疗效。

黄芪15g	苍术12g	防风12g
地龙12g	防己15g	羌活12g
白芷10g	当归12g	薏苡仁20g
独活12g	全蝎6g	川芎10g
牛膝12g	细辛6g	蜈蚣12g
熟地黄15g	杜仲12g	狗脊15g
续断12g	白芍12g	木瓜12g
桂枝10g	淫羊藿12g	

7剂。

179 | 腰椎间盘突出

本病多数为30岁以上中老年患者。其发病原因：第一，腰椎部位劳伤过度或遇激烈运动扭伤，也有弯腰提取重物不慎所致者。第二，与骨质疏松有关。第三，风湿侵入骨骼年久，腰椎间椎骨节与骨节之间变形错位。

从X线片或CT片上看，患此病者腰椎间盘有的向左侧突出，有的向右侧突出，有的向前方突出，一般多以向后侧、左侧、右侧为多见。主要症状为患者大腿不能抬起，弯腰或伸直困难，腰部疼痛，左下肢或右下肢酸痛或有阵发性的感觉麻痹。这些都是椎间盘突出压迫马尾神经或神经根所产生的症状。临床上常根据机械物理原理治疗，如牵引拉力促使复位，也有实施骨外科手术者，也有局部注射药物等治疗方法。

易某，男，45岁，某法院院长。1998年6月17日电话求诊于我。事因患者住在五楼，手提液化气罐的时候不慎将腰部严重扭伤，疼痛难忍，送进省人民医院，经骨科医生摄片检查，诊断为腰间椎盘突出（第5节、6节、7节），右腿麻、胀、痛，院方建议进行局部手术治疗，患者决定采取中医治疗。患者脉弦滞，舌质红，苔白，右腿麻胀不能动弹。我即刻施以针刺环跳、承山、足三里、委中、命门、阳陵泉、腰眼。病人自述疼痛略减，要求开方吃中药。

羌活12g	独活12g	防风12g
细辛6g	当归12g	川芎12g
牛膝12g	淫羊藿12g	秦艽12g
麻黄10g	炮穿山甲12g（包）	蜈蚣2条
全蝎10g	地龙15g	蛴螬10g
木瓜12g	大伸筋草12g	小伸筋草12g
乳香10g（包）	没药10g（包）	海风藤12g
鹿衔草12g	海桐皮12g	片姜黄12g
忍冬藤12g	老鹳草12g	白芷12g
甘草6g		

7剂。

服药第5天打来电话，述说能起卧，可单独洗澡就餐，身体基本恢复。尔后10天打来电话，诉说基本康复。

180 急性腰扭伤

本病在日常工作和生活中时有发生。多以弯腰提物或在频繁体力劳动中活动不慎或摔伤所致。患者一般会有弯腰伸直困难，腰部疼痛难忍，蹲下或站立不便，严重者步行艰难，只能仰卧在床呻吟。本病为风寒湿邪侵入督脉，导致局部血液循环阻滞，或劳伤过度产生瘀血有碍经络所致。中医理论认为"通则不痛、痛则不通"，治以温通经络，点刺放血促使局部血液回流，回流即通，病症迎刃而解。

黄某，男，42岁，系某公园餐饮部面点厨师。由于在弯腰和面时扭伤腰部，痛苦不堪，自述就连大声说话腰部都疼痛，弯腰伸腰非常困难，走路只能缓慢步行。脉细数，舌质淡白，舌苔白湿，舌根下青筋暴露。予以点刺放血疗法。征得病人同意后，从消毒柜取来小号三棱针，令患者双手抱着枕头俯卧在床上，进行局部皮肤消毒，稳、准、狠直刺双委中穴，再用火罐拔其穴位，从玻璃罐中可见双委中穴流出约0.5mL血，之后去罐止血，伤口消毒处理后以创可贴敷盖。此刻令患者慢慢站立于地面，再以毫针点刺水沟穴后让患者做弯腰直立动作。黄某弯腰直腰霍然动作自如，腰部疼痛感消失，而后又反复做了几次腰部动作，高兴地惊叹："啊！好了！这一招有那么神！不是亲身体验真的难以置信！"我慰其勿躁，还需服用几剂中药以善其后，不再重犯，于是提笔开方如下：

当归尾12g　　　　川芎6g　　　　　血竭6g（包）

大伸筋草 12g	刘寄奴 12g	桃仁 12g
丹参 12g	田七 12g	木瓜 12g
补骨脂 12g	红花 12g	桂枝 10g
羌活 12g	杜仲 12g	熟地黄 12g
赤芍 12g	乳香 12g（包）	没药 12g（包）
独活 12g	续断 12g	

5 剂。

患者没有再来复诊，一年后他介绍一位滑冰摔伤的年轻女子前来医治，才知道黄某已康复。点刺放血疗法属于针灸范畴，如临床应用得体有立竿见影之特效，是用于急救的治疗手段之一。如遇有腰肌劳损病史、急性扭伤病史者，还必须配合针刺手背腰痛点、臀部腰眼穴、命门穴。

181 骨结核 1

骨结核系结核杆菌侵蚀到骨髓内，使骨骼局部坏死所致的疾病。此病到了晚期局部骨骼坏死流脓化水时，只能实施骨科手术切割，这样的病例我曾经遇到过 2 例，患者经过治疗都已康复。

2004 年 9 月 15 日就诊，余某，男，43 岁，解放军某部医院内科主任医生。他诉说因颈椎不适多日，经 CT 扫描后骨科专家诊断为颈椎第 3 节骨结核，经会诊后建议采用骨外科手术，将颈椎第 3 节取出，再以人造有机物塑成骨节替换，手术后颈项需要以支架锁扣定位 1 个多月，是手术治疗还是保守治疗患者难以决断。我说先中医治疗观察 1 个月，再手术也不迟。他听我这么一说，感觉有道理，决定采取我的建议。

余某，脉沉、弦，舌质淡白，舌苔白，寐差纳少，面憔悴少神，本病为素体亏虚，外邪乘虚而入，侵入骨骼犯病，如不尽早治疗，颈椎骨会坏死，那就很难医治了。治以扶正固本，攻补兼施，以活血化瘀、逐风祛湿、祛邪除瘟、引药入经、补肾壮骨为主旨。

当归尾 50g	牛膝 30g	透骨草 30g
地龙 20g	续断 20g	木香 15g
乳香 15g（包）	桃仁 30g	羌活 50g
刘寄奴 30g	制马钱子 10g	狗脊 20g
没药 15g（包）	红花 30g	独活 50g
蜈蚣 20 条（酒炙）	淫羊藿 20g	忍冬藤 20g
补骨脂 15g	川芎 15g	秦艽 50g
全蝎 15g（酒炙）	杜仲 20g	熟地黄 50g
骨碎补 20g		

1 剂为 1 个疗程。

以上药物碾末，水泛为丸如绿豆大，每日 3 次，每次 6g，拌温开水送服。嘱其服药期间忌食牛肉、狗肉、酒类、辛温辛燥辛辣食物。

余某住院十多天，出院后服上方一个多月，连续两次复查颈椎显示骨结核痊愈，本人及家属很高兴，至今未再重犯。

182 骨结核 2

2006 年 5 月 8 日下午，一阵门铃声，我透过玻璃门看见男女共五名马来西亚土著族人来门诊。门开后从轿车里抬出一位 50 多岁土著族人。患者面黑消瘦，双下肢已瘫痪不能行走，腰也弯曲着不能直立，嘴里以听不懂的语言嘀嘀咕咕，一副痛苦不堪的模样。我徒弟是马来西亚本地华籍中医师，懂得马来语，和随来的人一阵交谈后，将原委翻译告诉我，病人患的是腰椎骨结核，专科医院和政府医院都看过了，至今未愈。

患者面消瘦，少神，双下肢瘫痪，左小腿肌肉萎缩，腰椎已弯曲严重变形，并且腰椎第 6 ~ 7 节红肿溃烂，骨节流脓水，发出腥臭味，脉濡数，舌质艳红，舌苔黄干涩，舌根下有瘀血点，大便结，小便黄，口渴。本病为患者素体劳损过度，风寒湿邪入骨，按西医学检测诊断为骨结核，结核杆菌侵入腰椎骨节，已感染局部脓肿溃烂，已经病入膏肓。治以活血化瘀，祛瘀生新，祛风祛湿排毒，兼施补骨壮骨，滋阴补水，镇痛。

治法：点刺放血疗法结合针灸一次。

（1）双委中穴皮肤消毒后，用中号消毒三棱针快速直刺放血约 0.5mL，消毒棉止血后用消毒液处理，以创可贴敷盖。

（2）承山、环跳（针、灸）、居髎（针、灸）、腰阳关（针、灸），经外奇穴腰痛点用泻法，水沟点刺。

（3）清洗腰椎骨节流脓水伤口，拔罐半小时拔出脓血，清洗消毒处理，外敷消毒膏，无菌纱布块敷盖。

约 50 分钟后，患者不再呻吟，感觉不痛了。

中药方：

羌活 12g	木瓜 12g	鸡血藤 15g
忍冬藤 12g	川芎 10g	狗脊 12g
独活 12g	蜈蚣 1 条	豨莶草 15g
清风藤 12g	牛膝 12g	千年健 12g
桑寄生 12g	全蝎 6g	生地黄 15g
熟地黄 15g	片姜黄 12g	杜仲 12g
生大黄 10g	秦艽 12g	地龙 12g
乳香 15g（包）	没药 12g（包）	当归尾 12g
续断 12g	木香 10g	

7 剂。

生田七粉，自己以 0 号胶囊灌装 90 粒，每日 3 次，每次 3 粒。

制马钱子 1.5g 碾粉灌装于 1 号胶囊 5 粒，每粒约 0.3g，每日 1 次，每次 1 粒。

温开水送服。

制马钱子粉要在医师指导下使用、严格控制剂量，不宜久用。

事隔半年一日来了三位印度籍女士，其中一位也是请我看腰痛病，她说是我治好前面骨结核患者的病，慕名前来求医的。我方知该名马来土著族患者已痊愈。制马钱子有抗肿瘤、治跌打损伤、接骨镇痛的功效。临床上对结核杆菌有抑制和杀灭作用，但不可妄投，并且严格控制剂量。日剂量不超过 0.3g。不宜久用，以免造成意外。一般 3～5 天即可，每日 0.01g 可持续用药，1 个多月为极限，以策安全，均须在医师指导下使用。

183 粉碎性骨折

1993年冬天，我当时在中国湖南省长沙市"北协盛"百年老药号坐堂应诊。由于天气寒冷，该店一辆苏制"嘎斯"送货车无法启动，年青送货员冯某用手摇柄摇动发车，因司机与他配合不当，致使车子发动时钢制摇手柄把冯某左手腕打伤，经医院X线片检查诊断为腕骨粉碎性骨折，求治于我。患者脸色苍白，精神紧张，右手紧握着左手肘直叫痛。左手腕被打得红肿青紫，唯恐再被碰到，蹲在地下，疼痛难忍。我即刻对他进行安抚，让他静心莫躁，并叫大家不要惊慌。然后用药店的云南白药粉剂3支（调黄酒），以五层消毒纱布浸药轻轻给冯某敷在患处。半小时后给冯某行正骨术，完毕再用此药液浸纱布覆盖，用杉木皮捆绑，月余后经医院X线片检查显示骨折处基本上吻合。同时处以口服中药自拟跌打损伤接骨散：

当归尾 12g	牡丹皮 12g	乳香 12g（包）
儿茶 6g（包）	桃仁 12g	赤芍 12g
没药 12g（包）	自然铜 30g（包）	血竭 6g（包）
红花 12g	土鳖 10g	田七粉 12g（兑服）
骨碎补 12g	小伸筋草 12g	黄芩 12g
麝香 0.1g（兑服）	泽兰 20g	秦艽 12g
生地黄 12g	苏木 12g	大伸筋草 12g
木瓜 12g	白芍 12g	降香 12g

15剂。

3 天后冯某诉说骨折部位不痛了，红肿青紫逐渐消退，我嘱其两天换药一次。换药时手腕平放桌面，不要挪动，以免错位，戒生冷腥食物。半个月后冯某复诊，手腕骨受伤处全部消肿，五个手指能慢慢活动如常。继用以上内服药方、外敷云南白药半月，后经医院 X 线片复查，显示骨折处均已愈合结痂，手腕活动自如，我告之继续休息，避免重体力劳动，以巩固疗效。3 个月后患者又重返工作岗位。

184 | 严重车祸头部及四肢受伤

丑某，男，四十岁。长沙市人。1996 年 10 月 10 日就诊。患者自述 9 月 1 日从广西梧州返回长沙，驾驶运纸张货车翻下 100 米的山下，后被一棵树枝挡住，幸免于难。但是头部及四肢受到创伤，眼睛充血，头晕恶心呕吐，头部胀痛，左肩及颈部胀痛，上下肢均有不同大小的瘀血痕迹。脉弦数，舌质红，苔黄白，舌根下青筋暴露有瘀血点。本病为内伤脏腑，瘀血作祟。治以活血化瘀，引瘀血下行，平肝息风，理气化痰兼之。

当归尾 12g	红花 12g	桃仁 12g
牡丹皮 12g	赤芍 12g	川牛膝 15g
苏木 12g	降香 12g	乳香 12g（包）
没药 12g（包）	血竭 6g（包）	桑枝 12g
桂枝 10g	天麻 15g	半夏 12g
白术 12g	何首乌 12g	远志 12g
羌活 12g	独活 12g	田七粉 10g（兑服）

泽泻 20g　　　　　甘草 6g

7 剂。

泽泻大剂量有止晕眩的药理作用。

服药 3 剂后，患者打来电话，说药已见效，症状减轻。

二诊：1996 年 10 月 18 日。患者自述药比较对症。我问他为什么，他说他父亲也是中医，看过处方说药已对症，但建议加白通草、木通这些通利之药。我频频点头，认为言之有理，于是虚心接受。患者现在可以骑脚踏车外出，不吐不晕了，唯独还有头部隐痛、失眠。脉弦滑，舌质淡红，舌苔黄薄。

黄芪 20g	当归 15g	桃仁 12g
红花 12g	牛膝 15g	牡丹皮 12g
赤芍 12g	乳香 12g（包）	没药 12g（包）
天麻 15g	钩藤 15g	何首乌 12g
石菖蒲 12g	远志肉 12g	半夏 12g
生姜 3 片	茯神 15g	夜交藤 15g
柴胡 10g	桔梗 12g	陈皮 12g
泽泻 20g	木通 10g	麝香 0.2g（兑服）

7 剂。

伴服药店购买的中成药大黄䗪虫丸 1 瓶。每日 3 次，每次 6 粒，用一小杯黄酒送服。

半个月后，患者打来电话，说已康复。

外科疾病

185 老年性前列腺炎小便失禁的治验

朱某，男，83 岁。1996 年 10 月 18 日，其夫人来药店请我出诊。跟随老夫人来到其家中，进门嗅到满屋的尿臊臭。只见一老夫下身裸体，用竹靠椅坐在卫生间，表情焦虑不安。患者自述小便失禁，全身乏力，厌食，口渴，大便结量少。脉沉无力，舌质淡白，光剥苔。查阅病历，得知患有慢性前列腺炎。本病为年老体虚，肾气不固，膀胱有失职守。治以补中益气，补其肾气，补其命门火衰。

炙黄芪 15g	白人参 15g	茯苓 12g
炒白术 12g	当归 12g	炙甘草 10g
生地黄 12g	熟地黄 12g	山茱萸 12g
菟丝子 15g（包）	杜仲 12g	续断 12g
枸杞子 15g	肉苁蓉 12g	怀牛膝 15g
五味子 15g	诃子 12g	五倍子 10g
天花粉 15g	麦冬 12g	泽泻 15g
上桂粉 3g（兑服）		

5 剂。

二诊：1996 年 10 月 23 日，患者能徒步来诊室复诊。口述精神转好，小便失禁基本能控制，纳食尚可，唯独双腿乏力，头目昏眩，腰酸背胀。

白人参 15g	麦冬 15g	五味子 15g
炒白术 12g	广木香 12g	生地黄 12g
熟地黄 12g	当归 12g	山茱萸 12g
杜仲 12g	续断 15g	菟丝子 15g(包)
锁阳 12g	补骨脂 12g	千年健 12g
金樱子 20g	桑螵蛸 12g	益智仁 12g
枸杞子 12g	诃子 12g	泽泻 15g
肉桂粉 3g（兑服）	炙甘草 12g	

5 剂。

三诊：1996 年 11 月 1 日，夫妻俩笑容满面，赠送我对联一副，表示感谢。病情基本治愈，小便能控制，但是耳鸣耳聋，畏寒怕冷。脉虚，舌质红，苔少。

炙黄芪 15g	白人参 12g	当归 12g
茯苓 12g	白术 12g	苍术 12g
桂枝 10g	大枣 10 枚	山药 15g
山茱萸 15g	锁阳 12g	补骨脂 12g
益智仁 12g	菟丝子 15g（包）	熟地 15g
麦冬 12g	川石斛 12g	天花粉 12g
泽泻 15g	炙甘草 12g	

5 剂。

未再复诊。

186 前列腺炎

易某，男，45岁。患前列腺炎半年余未愈，请我诊医。患者面消瘦，自述解小便淋沥，疼痛难忍。小便黄热，尿混浊。脉细数，舌质红，舌苔黄在下焦。本病为湿热在下焦脏腑。治以清热排毒，除下焦脏腑湿热，疏利水道。处以复方碧玉散：

青黛15g（包）	泽泻15g	夏枯草20g
黄柏12g	滑石粉30g（包）	王不留行15g
金银花15g	栀子12g	甘草粉20g（包）
萆薢12g	蒲公英15g	生石膏30g
车前子25g（包）	白茅根20块	黄芩12g
肉桂片3g		

5剂。

肉桂配生石膏为反佐配伍，防止药物寒凉伤及脾胃。

二诊：患者服药后口述，轻松多了，疼痛减轻，小便清长，脉细，舌质淡红，舌面黄苔已退。病情减轻，但未尽全功，再方如下以巩固疗效。

滑石粉30g（包）	甘草粉20g（包）	栀子12g
玄参12g	白茅根30g	黄柏12g
生地黄12g	车前子15g（包）	知母12g
黄芩12g	淡竹叶10g	鱼腥草15g
王不留行12g（包）	金银花15g	枳壳12g

蒲公英 15g　　　牛膝 12g　　　　紫花地丁 15g
肉桂片 3g
5 剂。

三诊：患者基本治愈，以滋阴补肾，增强泌尿系统免疫功能善后。处以复方二至汤：

女贞子 12g　　　山茱萸 12g　　　山药 20g
石斛 12g　　　　旱莲草 12g　　　桑椹子 12g
黄柏 12g　　　　甘草 10g　　　　枸杞子 15g
龟板 12g　　　　知母 12g　　　　生地黄 12g
熟地黄 12g　　　茯苓 15g　　　　玄参 10g
5 剂。

患者服上药后康复。

187　前列腺肥大

宋某，男，64 岁。系房产公司退休干部。平时经常在外就餐，有嗜酒、吸烟、嚼槟榔、坐茶馆聊天的习惯。谁知日久患上前列腺肥大，吃过一些中西药均无明显效果。一日求治于我。患者体胖肚大，脉弦数，舌质艳红，舌苔黄腻。小便短赤、胀痛，非常难受。肥人多痰，平素酷爱食肥腻以及辛温辛燥食品，导致热痰内生，蕴结于下焦。处以二陈汤加味方：

茯苓 15g　　　　皂角刺 12g　　　　大茴香 10g

玄参 12g　　　　半夏 12g　　　　　白芥子 15g（包）

当归尾 12g　　　生地黄 12g　　　　陈皮 12g

浙贝母 15g　　　赤芍 12g　　　　　猪苓 20g

炮穿山甲 10g（包）橘核 12g　　　　牡丹皮 12g

泽泻 15g　　　　川牛膝 12g　　　　青皮 10g

车前子 15g（包）　木通 10g　　　　甘草 12g

枳实 12g　　　　滑石粉 30g（包）

7 剂。

二诊：患者小便流畅，但局部肿胀疼痛不适。脉弦，舌红，苔黄薄。

黄芩 12g　　　　夏枯草 30g　　　　赤芍 12g

车前草 20g(包)　生地 12g　　　　　浙贝母 20g

陈皮 12g　　　　金银花 15g　　　　黄柏 12g

当归尾 12g　　　枳壳 12g　　　　　蒲公英 20g

栀子 12g　　　　牡丹皮 12g　　　　鱼腥草 20g

川楝子 10g　　　延胡索 12g　　　　甘草 6g

7 剂。

月余相见，一切正常，嘱患者少喝酒少吃肥腻辛温油炸食品。

188 疝气

朱某，男，51 岁。患疝气多年，不愿意接受院方手术治疗，睾丸肿痛不适。患者面消瘦，脉弦紧，舌质红，苔黄薄，伴头晕少神。患者素体脾虚气弱，中焦气虚下陷所为。治以补中益气，上提下托。处以补中益气汤加味：

黄芪 15g	柴胡 12g	白术 12g
陈皮 10g	人参 10g	当归 12g
炙甘草 12g	川楝子 10g	白芍 12g
桔梗 12g	延胡索 12g	生姜 2 片
升麻 12g	荔枝核 12g	枳壳 6g
公丁香 12g	茯苓 12g	橘核 12g
大茴香 12g	小茴香 12g	
15 剂。		

二诊：患者自述服上方效果好，唯独小便时刺痛不流畅。患者脉弦滑，舌质淡白，舌苔黄白腻，舌根下少量瘀血点，久病必有久瘀。治以活血化瘀，凉血活血，清热利湿，补中益气。

当归 12g	白术 12g	桔梗 12g
荔枝核 12g	牡丹皮 12g	陈皮 12g
大茴香 12g	小茴香 12g	橘核 12g
赤芍 12g	柴胡 12g	公丁香 12g
蒲公英 15g	炙甘草 12g	川楝子 12g

| 炙黄芪 20g | 金银花 12g | 茯苓 12g |
| 延胡索 12g | 党参 15g | |

7 剂。

三诊：病情好转，患者喜悦，再拟方巩固疗效，治以健脾益气，补益肾气。

炙黄芪 20g	陈皮 12g	仙茅 10g
五味子 12g	党参 15g	桔梗 12g
淫羊藿 12g	覆盆子 12g	山药 20g
当归 12g	生地黄 12g	熟地黄 12g
巴戟天 12g	茯苓 12g	白芍 12g
肉苁蓉 12g	菟丝子 12g（包）	白术 12g
柴胡 12g	益智仁 12g	枸杞子 15g
木香 10g	升麻 12g	乌药 12g
附子 6g		

7 剂。

患者服药后完全康复。

189 痔疮

我在马来西亚行医 20 多年，由于该国处于热带雨林地区，气候湿热，多数人喜爱煎炸肥腻食品及烧烤辛辣食品，因此患痔疮病患者占国民的 20% 左右。其中包括内痔、外痔、混合痔，病重者行走困难。在我门诊求治的以马来西亚土著族人较为多见。一日，一对年青夫妇前来求治。其丈夫是政府学校的老师，年龄30多岁。非常艰难地下车步入我诊室求治。患者脉弦数，舌质艳红，舌苔黄腻，双目浅黄，下体肛门周围有深褐色肉痔多颗，最大20mm×20mm。肛内壁也有大小不均的肉痔。自述大便带血，疼痛不止。本病为好食辛温辛辣油煎油炸食品，湿热下注，日久滋生结节于下焦脏腑。治以清热祛湿，活血化瘀，凉血，止血，软坚散结。

当归尾 12g	牡丹皮 12g	赤芍 12g
玄参 12g	皂角刺 12g	炒槐角 12g
槐花 12g	生蒲黄 10g(包)	翻白草 12g
金银花 15g	蒲公英 20g	黄芩 12g
生地黄 12g	地榆 12g	五灵脂 12g
紫草 10g	栀子 12g	生大黄 10g
甘草 6g		

10剂。

针刺：督脉、长强穴。用强手法催针，10分钟再催一次，30分钟共催针3次，之后拔针。

操作：患者俯卧，局部消毒。医者左手食指与大拇指将患者肛门上方长强穴位捏起，右手持针呈45°刺入约1.5cm。

大约半小时后病人疼痛锐减，能步行自如，非常欣慰。轻者针刺一次，重者3天后再针刺一次即可，本方法标本兼治，疗效速捷，嘱患者平时多喝金银花绿豆汤。

金银花15g，绿豆50g，红枣5枚煎粥状，每日服1~2饭碗。患者忌食辛辣、油炸食品。

妇 科 疾 病

190 月经不调

姜某，女，35岁。月经来时量多，难受，并伴有头晕。脉虚，舌质淡白，苔少。望患者面黄，体胖，乏力，懒言。本病为冲任失调，气不摄血。治以补中益气，调理气机，调理任脉。处以生脉饮加味：

白参 10g	炙黄芪 20g	白术 12g
柴胡 10g	五味子 12g	当归头 20g
生姜 1 片	升麻 10g	麦冬 12g
茯苓 15g	大枣 7 枚	仙鹤草 20g
桑寄生 12g	仙茅 12g	枸杞子 15g
陈皮 12g	刘寄奴 12g	巴戟天 12g
熟地黄 15g	阿胶珠 12g（兑服）	淫羊藿 12g
山药 20g	甘草 15g	

7 剂。

二诊：患者气色红润，精神佳。脉细，舌淡红，苔薄。这次来月经准时，量也正常了。在原方上再进 7 剂。并嘱患者平时服几盒北京同仁堂生产的乌鸡白凤丸。

191 痛经

郑某，女，20岁。月经刚来时少腹疼痛难忍，面白，消瘦，喜暖畏寒。月经来时紫色块状较多，血暗红。脉沉滞，舌质淡白，苔白薄。本病为素体气血两亏，子宫虚寒。治以大补元气，温脾补肾。处以黄芪建中汤加味：

炙黄芪 15g	生姜 3 片	白芍 12g
巴戟天 12g	白术 12g	大枣 7 枚
吴茱萸 3g	淫羊藿 12g	桂枝 12g
炙甘草 12g	饴糖 30g（调服）	熟地黄 12g
仙茅 12g	当归 15g	白芷 10g
肉苁蓉 12g	川芎 6g	熟地黄 12g
延胡索 12g		

7 剂。

并嘱其在下次来月经前 3 天再来就诊。

二诊：患者面色红润，脉细，舌质淡红，苔薄。我用失笑散加味 3 剂将其治愈。

五灵脂 12g	吴茱萸 3g	白芍 12g
川芎 6g	蒲黄 12g（包）	当归 12g
炙甘草 12g	牛膝 12g	

3 剂。

192 闭经

唐某，女，30岁。闭经3个月，全身缠胀不适，纳食差，寐差，脉沉滞，舌质淡白，舌苔黄薄。本病为内伤七情导致功能紊乱。治以疏肝理气，引瘀血下行。处以逍遥散加味：

当归 15g	白术 12g	薄荷 12g
合欢皮 12g	白芍 12g	茯苓 12g
甘草 10g	益母草 30g	柴胡 10g
生姜 2 片	郁金 12g	凌霄花 10g
红花 15g	虻虫 3g	桃仁 12g
牛膝 12g		

3 剂。

3 天后，月经正常，自觉轻松。

193 漏胎

柳某，女，32岁。在我院妇科检查后诊断为漏胎。妇科谭医生向我述说了症状，转诊于我。患者精神疲乏，面色蜡黄，脉沉无力，舌质淡白。测血压 100/55mmHg，已怀孕4月余，阴道流出少量血块，连续十余天少腹轻度阵痛。本病为气不摄血，宫内充盈不足，气血两亏，肾气不固。治以大补中焦之气，健脾生血，补血，补肾气保胎。处以生脉饮加味：

高丽参 10g	炙黄芪 15g	山药 20g
菟丝子 12g（包）	麦冬 12g	白术 12g
杜仲 12g	枸杞子 15g	五味子 12g
茯苓 12g	续断 12g	淫羊藿 12g
益智仁 12g	陈皮 10g	肉苁蓉 12g
当归头 15g	炙甘草 12g	何首乌 12g
熟地黄 12g	桂枝 6g	

3 剂。

服药 1 周后，精神转好，不再漏下血块了，自感舒畅。脉细滑，舌质淡红，苔薄。按上方再进 5 剂。两个月后 B 超检查显示胎儿在腹中一切正常。后听其嫂子说产下一男婴。

194 婚后两年不孕

薛某，女，30 岁。马来西亚华人。2007 年 8 月 15 日就诊。结婚两年，迄今仍未怀孕。去过妇科医院检查，也看过中医，仍未孕。患者面黄肌瘦，并无其他妇科病。脉沉无力，舌质淡白，苔少。本病为气血两亏，肾气虚，肾阴虚，肾阳虚，子宫充盈不足。治以大补气血，滋补下焦脏腑。

炙黄芪 20g	白当归头片 20g	阿胶珠 12g（兑服）
川芎 5g	丹参 12g	白通草 10g
杜仲 12g	续断 12g	枸杞子 25g

肉苁蓉 12g	益智仁 12g	桑螵蛸 12g
菟丝子 50g（包）	楮实子 15g（包）	覆盆子 15g
巴戟天 12g	淫羊藿 12g	仙茅 12g
补骨脂 12g	女贞子 12g	桑椹子 12g
山药 30g	熟地黄 15g	柴胡 10g
合欢皮 10g		

10 剂。

10 日后复诊。患者面红润，稍胖，精神颇佳，脉弦滑，舌质红，苔白薄。已经早孕。嘱患者再进 10 剂。事隔一年后，其母亲送来一块匾感谢我，其女儿生下一位小公主，全家非常高兴。

方中菟丝子须用到 50g 的剂量。菟丝子有助于卵子成熟，促使卵子排出，临床屡用屡效，未发现有不良反应。

195 中老年子宫下垂

子宫下垂在中医学中多为气血不调、中气下陷、肾气不固、气血两亏、子宫充盈不足、命门火衰所致。

刘某，女，62 岁，是某药厂退休职工。2003 年 11 月就诊。自述自子宫下垂一年多，一直寻医问药，未能治愈，西医劝她手术切除，其家人持反对意见。患者面蜡黄，憔悴少神，气短，消瘦，脉虚无力，舌质淡白，舌苔少，纳食差，大便量少次数多。本病为中气下陷、脾虚气弱、气血不调、气血两亏、肾气不固。治以补脾益气、气血同补、补肾、补水、补命门火衰。处以补中益气汤加味：

炙黄芪 20g	炒白术 12g	炙甘草 12g
升麻 12g	续断 12g	山药 15g
人参 15g	当归 12g	陈皮 10g
桔梗 12g	巴戟天 10g	熟地黄 12g
茯苓 12g	白芍 12g	柴胡 12g
杜仲 12g	肉苁蓉 10g	肉桂粉 1g（兑服）
黄柏 12g	知母 12g	山茱萸 12g

7 剂。

只服 7 剂药治愈，不久又介绍其同事找我看病，同样也 7 剂治愈。有些病是可以避免西医动手术切除治疗的。要大力提倡、发扬中医中药治疗。

196 黄白带多

章某，女，44 岁。自述近期阴道时常流黄白带，伴腥臭味、外阴痒，脉象沉濡，舌质红，舌体胖，舌苔中下焦黄腻，少腹不适，大便时溏时结，小便黄。本病为湿热下注、脾不化湿，病根在中下焦脏腑，治以悦脾燥湿、清热利湿、引湿热下行排湿利湿。处以四妙汤加味：

黄柏 12g	苍术 12g	薏苡仁 20g
苦参 12g	徐长卿 12g	乌梅 12g

牛膝 12g　　　　　芡实 20g　　　　　　车前子 15g（包）

金银花 20g

7 剂。

服药 3 天后见效，7 天之后治愈未再复发。

197 子宫肌瘤

周某，女，49 岁。长沙市人。2000 年 2 月 28 日就诊。自述患有子宫肌瘤，不想手术，一直拖延，继而肿瘤扩大，少腹部隐痛，皮下有不均匀的蜘蛛痣，月经不调。B 超显示子宫内壁有 60mm×60mm、30mm×30mm、20mm×20mm、15mm×15mm 四处肿块，疼痛拒按。脉弦滑，舌质红，少苔，口干口苦。本病为冲任失调，肝气郁结，肾气不固，宫冷血凝。治以活血化瘀，调理冲任，软坚散结，疏肝理气。处以桃红四物汤加味：

当归尾 15g	桃仁 12g	红花 12g
川牛膝 12g	丹参 12g	田七 15g
牡丹皮 12g	赤芍 12g	凌霄花 10g
蒲公英 15g	金银花 15g	柴胡 12g
水蛭 10g	三棱 15g	莪术 15g
浙贝母 15g	五灵子 15g	生蒲黄 15g（包）
泽兰 15g	炮穿山甲 10g(包)	郁金 12g
乳香 12g(包)	没药 12g(包)	青皮 12g
陈皮 12g	白芥子 12g（包）	急性子 15g

甘草 6g

10 剂。

二诊：2000 年 3 月 12 日。患者自述服药期间阴道时常会流出粉红色白带伴血块，腹部肿块似乎变软，蜘蛛痣颜色变浅，疼痛减轻。脉弦滑，舌质红，苔薄，病情缓解，仍有少量痰阻瘀结。

小金丹（四川成都制药厂）3 瓶，每日 2 次，每次 1 支。

六味地黄丸（长沙市九芝堂）3 瓶，每日 3 次，每次 8 ~ 12 粒。

金匮肾气丸（长沙市九芝堂）1 瓶，每日 3 次，每次 6 粒。

服后完全康复，再没来就诊。

198 子宫内膜流血不止

雷某，女，50 岁。系马来西亚华人，在新加坡某企业任仓库保管员。由于子宫内膜流血不止，住进新加坡国大医院，经十多天的治疗，仍未见好转。该院将雷某列为病危重症患者，主任医生在巡房时叮嘱身后的几位医生说，这位女士要重点看护，随时有生命危险。雷某听到后寝食难安，忧心忡忡。

2008 年 6 月 29 日，雷某丈夫驾车载着太太来我门诊求治。患者面白少神乏力，心慌气短，惶恐不安。脉沉无力细数，舌质淡白，舌苔光剥，心率 125 次/分钟，血压 90/55mmHg。头昏目眩，眼睛发黑，四肢无力，寐差，纳食差，口渴不饮，下体仍在流血。本病为气不摄血，气血亏虚，心气不足。治以气血同补，益气摄血，养血安神。

黄芪 20g	吉林白参 15g	当归头 12g
茯苓 20g	白术 15g	山药 20g
柴胡 10g	升麻 12g	葛根 12g
桔梗 12g	五味子 12g	麦冬 12g
柏子仁 15g	酸枣仁 12g	龙眼肉 20g
大枣 30g	丹参 12g	川芎 6g
广木香 10g	陈皮 10g	炙甘草 12g
白芍 12g	仙鹤草 30g	夜交藤 20g
郁金 12g	血余炭 12g（包）	

7 剂。

二诊：10 日后复诊，患者自述服药 7 剂后下体没有再流血了，对中医治病充满了信心，但仍有头昏目眩，畏寒怕冷，少气无力，手脚冰冷。本病为久病耗伤气血，阴血虚，导致心阳虚，心肾不交，寝食难安。根据证候，随证调配方剂。

炙黄芪 15g	白参 12g	当归头 12g
熟附子 10g	桂枝 10g	丹参 12g
川芎 6g	牛膝 12g	白术 12g
茯苓 12g	山药 15g	熟地黄 15g
何首乌 12g	桔梗 12g	五味子 12g
柏子仁 12g	酸枣仁 12g	龙眼肉 20g
大枣 20g	远志 12g	石菖蒲 12g
广木香 10g	陈皮 10g	炙甘草 12g

夜交藤 20g　　　柴胡 10g　　　郁金 12g

合欢皮 12g

7 剂。

三诊：患者服药后面色红润，心情舒畅，睡眠改善，唯独纳食不香，大便不畅结硬。脉沉弦，舌质淡红，舌苔薄白，心率 85 次/分钟，血压 115/70mmHg。我认为患者虽经服药数剂后病情大有好转，中焦不运，血不养肠，治以益气健脾，促使中焦得运。处以香砂六君子汤加味：

广木香 12g　　　砂仁 12g　　　党参 12g

白术 12g　　　　茯苓 12g　　　炙甘草 12g

陈皮 12g　　　　生姜 1 片　　　大枣 15g

制半夏 10g　　　焦山楂 12g　　　焦麦芽 12g

焦神曲 12g　　　炒莱菔子 12g　　厚朴 12g

佛手 12g　　　　瓜蒌仁 12g　　　玉竹 12g

5 剂。

其实，西医认为本病为危症、疑难杂病，治疗很棘手。像这样的病人通常西医用抗生素、维生素、止血药，是难以医治好病人的。可用中医中药辨病论治，调理气血和促使脏腑功能恢复生机。其中附子佐于方中有补真阴之火、补命门火衰、补心阳虚、补心气虚之作用。药尽病人康复，未再复诊。

199 | 乳腺小叶增生

患此病者多数为 30 ~ 50 岁的女性，并且发病率高，约占成年女性的 10%，多数好发于乳房下半部。本病为劳伤忧思过度、肝气郁结、痰湿内生、冲任失调、局部血液循环不畅所致。给患者日常工作和生活造成影响，如不及时治疗，少数患病有可能发生癌变。患此病的妇女多伴有脾虚气弱、气血两亏、月经不调、精神萎靡不振等。一般经过服用中药后大多可治愈。其治愈率在 90% 以上，患者病证轻重不同，服药时间长短也就不一样。重者疗程长，轻者一般 1 个疗程即愈（7 天为 1 个疗程，每天 1 剂药）。

患者黄某，女，35 岁，是一服装店老板，平时很忙碌。一日我休息陪太太去黄某店里选购衣服，黄某诉说她患乳腺增生疼痛不适已经一年余。曾看过几次医生并做了检查，诊断为双乳腺增生，左乳和右乳有八处不均肿块，最大 40mm × 40mm、20mm × 30mm，多位于左下乳房和右下乳房。患者面色无华少神，头晕，月经不调，有白带，全身乏力，脉沉无力，舌质淡白，舌苔白湿。本病为气血两亏、脾湿生痰、肝气郁结、冲任失调。治以补气血、燥湿化痰、疏肝理气、调理冲任、软坚散结。

炙黄芪 20g	茯苓 12g	三棱 15g
海藻 30g	丝瓜络 15g	柴胡 12g
当归 20g	青皮 12g	陈皮 12g
莪术 15g	黄药子 10g	生牡蛎 30g
郁金 12g	半夏 12g	川芎 10g
昆布 30g	橘核 15g	白芥子 15g（包）

香附子 12g   合欢皮 12g   蜈蚣 1 条

5 剂。

二诊：患者说服了我开的 5 剂中药后病情好些，双乳肿块似乎消肿，也没那么痛了，精神也转好，心情舒畅，要求继续服药。脉细，舌淡红，舌苔薄。药已对症，效不更方，再进 7 剂。

三诊：经医院扫描检查双乳腺结节完全消失，黄某非常高兴，唯恐病情复发要求再方，处以四君子汤加味善后。

人参 12g	炙甘草 12g	熟地黄 12g
桔梗 12g	郁金 12g	白术 12g
炙黄芪 15g	陈皮 12g	柴胡 12g
合欢皮 12g	茯苓 12g	当归 12g
木香 12g	香附子 12g	

7 剂。

黄某至今再未犯病，身体健康。

本病的主要病因病机是患者体虚劳伤过度，脾虚气弱，脾不化湿，痰湿内生，肝气郁结，局部血液循环不畅。方中气血同补，中医理论认为气行血则行，补气药佐以活血化痰、软坚散结之类药，肿块消失更快。以理气通络药使入方中疏通经络，调理冲任，调理气机，兼之疏肝理气，人体精神面貌有了改观，更增强了抗病能力。

另外提醒女性朋友在选购和佩戴乳罩时不宜过紧，否则影响乳房局部正常血液循环。睡觉时应卸掉乳罩，让乳房松弛，配合做些乳房保健操来增强双乳血液循环，促使皮下组织细胞活跃，达到防病健美两不误。

200 乳癌术后转移为骨癌

王某，女，40岁。解放军干部。1999年12月2日就诊。1999年6月17日患者由省级医院诊断为左乳癌，于6月21日手术摘除。现颈部周围出现不均肿块阵痛，骨骼有灼痛感，经院方复查诊断为癌细胞转移于骨骼（胯骨）。院方要求患者接受化疗，伴服西药抗癌。王某因畏惧化疗而求治于中医。患者脉细数，舌质红，苔干涩，小便黄热，大便黑软。本病为瘟疫毒邪，侵蚀体内，循行于上焦，聚而为癌。治以祛邪排毒，软坚散结。

生地黄12g	黄芩12g	玄参12g
秦艽12g	白花蛇舌草60g	当归12g
白芍12g	柴胡12g	鳖甲15g
桔梗12g	郁金12g	香附子12g
青皮12g	陈皮12g	炮穿山甲10g（包）
半夏12g	白芥子15g	蜈蚣2条
全蝎6g	半枝莲20g	地骨皮20g
川芎10g	木香12g	黄药子10g
一枝黄花12g	夜交藤20g	山慈菇12g
三棱20g	莪术20g	生黄芪15g
僵蚕12g	昆布30g	海藻30g
生牡蛎20g	天花粉15g	

7剂。

二诊：1999 年 12 月 14 日。患者自述服药后症状减轻，小便清黄，大便深褐色，低烧已退，但胯骨仍有阵发性隐痛。脉弦数，舌质红，苔黄薄，口干，失眠。之前停止月经 3 个月，现在月经已恢复正常，但量少色黑。患者病情大有好转，但余毒未尽。

生地黄 15g	黄芩 12g	当归 12g
紫草 12g	白芍 12g	柴胡 12g
郁金 12g	夜交藤 15g	香附子 12g
白芥子 15g（包）	合欢皮 12g	浙贝母 30g
炮穿山甲 10g（包）	三棱 15g	莪术 15g
柏子仁 12g	夏枯草 30g	生牡蛎 30g
桔梗 15g	蜈蚣 1 条	白花蛇舌草 50g
川芎 12g	木香 12g	天花粉 15g
生黄芪 20g	秦艽 10g	白蚤休 12g
昆布 30g	海藻 30g	半枝莲 30g
鳖甲 15g		

15 剂。

至今患者未再复发，依然健在。

201 涂丰乳霜引发的乳癌

刘某，女，37 岁，福建人。1999 年 7 月 5 日就诊。由于常用丰乳霜，双乳房逐渐丰满，但时间一久双乳开始阵痛作胀，继而恶化为疼痛难眠。一日去医院检查，诊断为早期乳癌。医院建议进行外科手术切除，患者还是想服中药保守治疗。患者双乳有大小不均的肿块，质硬，以上乳房处为多，腋下有淋巴结，乳头内陷，伴经失调，面容消瘦，一副痛楚模样，脉沉滞，舌质淡，苔黄白腻。本病为脾湿生痰、冲任失调、痰火郁结、毒邪入侵所导致的乳癌。治以调理冲任，疏肝理气，软坚散结。处以复方蜈蚣川芎木香饮：

酒炙蜈蚣 1 条	三棱 15g	黄药子 10g
当归 12g	合欢皮 12g	延胡索 12g
川芎 10g	莪术 15g	白芥子 15g（包）
生地黄 12g	熟地黄 12g	橘核 12g
木香 10g	昆布 30g	柴胡 12g
白芍 12g	青皮 12g	炮穿山甲 10g（包）
海藻 30g	香附子 12g	郁金 12g
桔梗 12g		

7 剂。

伴服西黄丸（四川阿坝中药厂）2 支，上午、下午各服 1 支。

伴服小金丹（成都中药厂）2 支，上午、下午各服 1 支。

连服 7 天。

二诊：1999 年 7 月 16 日。患者双乳仅右乳上方仍有40mm×50mm肿块，其他肿块均都消隐，脉沉无力，舌质红，少苔，疼痛锐减，患者感到很欣慰。药已对症，事不宜迟，再进下方继而攻之，趁病人正气未衰，抓住病机，先攻后扶正固本。

炙蜈蚣 1 条	昆布 30g	黄药子 10g
半夏 12g	黄芩 12g	木香 10g
全蝎 6g	海藻 30g	丝瓜络 12g
茯苓 15g	生地黄 12g	柴胡 12g
三棱 15g	生牡蛎 30g	橘核 12g
淡竹茹 12g	当归 12g	香附子 12g
莪术 15g	炮穿山甲 10g	青皮 12g
陈皮 12g	白芥子 15g（包）	郁金 12g
川芎 10g		

7 剂。

西黄丸、小金丹每日仍按上方伴服。

三诊：1999 年 7 月 30 日。患者说疼痛已消失，病情大有好转。双乳已无肿块，局部无痛楚感，双乳头已突出，皮质变软。为防微杜渐，再方如下，攻补兼施。由于首诊方、二诊方均以攻克之药为主，所以药性较为猛烈，唯恐耗伤元气，因此在三诊方中攻补兼施。

生黄芪 30g	茯苓 15g	炙甘草 12g
白英 20g	半枝莲 15g	吉林白参 10g
白术 12g	陈皮 12g	蛇莓 12g
天花粉 12g	当归 12g	山药 20g
藤梨根 20g	白花蛇舌草 20g	浙贝母 15g
白芍 12g	广木香 10g	山慈菇 12g

石见穿 15g　　　　桔梗 12g

10 剂。

患者此后未来复诊，后介绍同乡来看病，方知道她已康复。

蜈蚣、全蝎都有小毒。蜈蚣应去其头足酒炙为妥当。此二药具有抗癌活性，但均不宜久服。如遇服药后出现不良反应，可用金银花 20g、绿豆 50g、黄连 10g、生甘草 15g 煎水解之。藤梨根就是猕猴桃根，有抗癌药理作用。

儿 科 疾 病

202 小儿惊风

贺某，男，2岁零两个月。其父母亲诉说，婴儿患感冒，几天前经某医院治愈后，一天突发性地出现高热不退，眼球横视不动，手脚轻度抖动，情况危急。急请我诊治。患儿指纹红，口唇艳红。本病为邪热犯肺脏，热极生风。治以清泻肺热，醒脑开窍，清热化痰。

羚羊角粉10g　　　西牛黄0.2g　　　梅片0.1g
1剂。

将羚羊角粉煎水50mL过滤，伴西牛黄、梅片灌服，1日2次。经以上治疗后，小儿转危为安，病情得以缓解，眼球能动，高烧已退，指纹淡红，小便黄。

二诊：治以镇肝风，化痰开窍，补其肺阴。

羚羊角粉6g（煎水兑服）　　射干3g　　半夏3g
茯苓5g　　　　钩藤6g　　　　蝉蜕3g
黄芩3g　　　　瓜蒌3g　　　　化橘红3g
菊花3g　　　　牛蒡子3g　　　生地黄3g
僵蚕3g　　　　太子参3g　　　北沙参3g
白芍3g　　　　甘草3g
3剂。

已治愈。

203 疳疾

唐某，男，10岁。全身骨瘦如柴，面蜡黄，脉虚，舌质淡白，苔干涩，双手掌四缝穴鼓胀。本病为脾不运、不悦，肠胃吸收功能甚差，久病成疾。治以醒脾，悦脾，增强消化功能，化虫除食。

针灸方：双手四缝穴局部消毒，以三棱针扎破挤出黄色液体，用75%的酒精局部消毒处理后，用消毒棉纱布覆盖。注意此治疗法仅能用1次。

中药方：

党参6g	半夏5g	槟榔片5g
雷丸6g（碾末兑服）	焦白术6g	焦山楂10g
焦神曲10g	焦麦芽10g	枳实5g
乌梅5g	茯苓10g	炒鸡内金粉5g（兑服）
木香5g	砂仁5g	炒莱菔子5g
大枣5枚	饴糖50g（兑服）	陈皮5g
山药10g	白豆蔻5g	炙甘草10g
生姜2片	太子参6g	

5剂。

经以上治疗患者康复。

204 腹泻

牟某，男，5 岁。经常大便腹泻，粪便中可见没消化物，喜暖畏寒，经常肚子隐痛，面消瘦，鼻梁青筋暴露，指纹青紫，舌质淡白。本病为脾胃虚寒，五谷不化。治以健脾暖胃，使五谷腐化，增强肠胃功能消化吸收。

黄芪6g	山药10g	草果3g
炒莱菔子6g	党参6g	吴茱萸3g
白豆蔻3g	姜半夏5g	焦白术6g
桂枝5g	炒扁豆6g	枳实5g
茯苓6g	砂仁5g	炒鸡内金5g
陈皮5g	木香5g	炙甘草6g
五味子6g	乌梅5g	

7 剂。

服药后患者痊愈。

205 虫蛊

关某，男，8 岁。消瘦，腹胀，经常肚脐周围绞痛，纳食差，面蜡黄，或见左右两颊有白色虫斑，触摸肚脐周围有硬块。指纹淡，舌质淡白，舌面可见白色斑块状。本病为虫积为患。治以驱虫，破积，健脾化食。

党参 5g	炒谷芽 10g	佛手 6g
乌梅 10g	白术 6g	炒鸡内金 6g
砂仁 5g	川楝子 5g	茯苓 10g
炒山楂 10g	陈皮 6g	雷丸 6g（碾末兑服）
山药 10g	炒莱菔子 10g	木香 6g
炙甘草 10g	炒麦芽 10g	厚朴 6g
槟榔片 10g		

5 剂。

雷丸此味药如果入煎遇高温将丧失药效，达不到治愈效果。

206 小儿麻疹

吴某，女，6 岁。小孩低烧送某医院打点滴治疗，仍没治愈，西医诊断为支原体感染。查该女孩低烧，畏光，打喷嚏伴咳嗽，流泪，眼角有眼屎，目赤，面部和颈部四肢及手心有不均匀点状麻疹，色红，舌面是斑点，口渴，小便黄，指纹红。本病为瘟热入营，中肺脏，肺主皮毛，诊断为少儿麻疹。治以清瘟败毒，泻肺热，开腠理，避秽祛邪，排毒，托毒。

金银花 6g	陈皮 5g	西河柳 5g
银柴胡 6g	连翘 6g	射干 5g
地骨皮 6g	生黄芪 6g	牛蒡子 6g
黄芩 5g	蝉蜕 6g	甘草 3g

浮萍 5g   桑白皮 6g   钩藤 6g

芦根 10g   生地黄 5g   葛根 6g

牡丹皮 6g   紫草 5g

3 剂。

药尽小儿基本痊愈，未再来复诊。

皮肤科疾病

207 银屑病

银屑病是皮肤科中的难治之症，中西医对这一病症的治愈率都比较低，治好了又会反复发病。中医称之为牛皮癣，顾名思义，此癣斑块结硬好似牛皮，好发于头面颈部和双下肢、胸背等部位，此病皮肤会时常脱落一些白色碎皮屑，所以西医称之为银屑病。疹块局部皮质增厚、痒，有的渗透出血水，其疹状大小不均，凸出正常皮肤边缘不规则。在治疗过程中有时斑块面积会逐渐开始缩小，坚持治疗十多天可见斑块消失。然而，这并不等于治愈了，因为发病的皮质仍然较硬，皮下组织还没有完全恢复，如不坚持治疗会死灰复燃，这一点往往被忽视。

中医认为饮食不节，长期喜食油炸辛温食品和辛温辛燥食物及虾、蟹等较为容易引发过敏反应的海产品，或者是长期饮酒，会诱发本病。中医认为本病为风热入营入血。长年累月这些风邪热毒蕴疫积累在人体内，最终在肌肤上呈现出红疹块。起病时皮肤痒，继而局部皮肤干燥脱屑，进一步皮质增厚变硬，致使皮下硬节阻滞局部血液循环和新陈代谢。临床上重者也有并发血压升高者。由于肝风肝热，肝肾阴虚，木火刑金，肺受灼伤，而肺主皮毛，而发为本病。应治以活血化瘀、凉血、活血、养血、祛瘀生新、排毒除邪、平肝息风、软坚散结、泻血分热气分热、滋阴补水。

刘某，男，40 岁，系解放军某部军官。2001 年 12 月 10 日就诊。患者自述看过西医，曾静脉滴注过一些抗生素和激素类药物，吃了许多种西药，好一段时间又反复发病，一拖就几年。患者头部及前额左面颊和颈部有大小片状粉红色斑块，皮质较硬，自述痒时用手抓斑块出血才舒服。脉沉弦，舌质红，舌苔黄，目浅黄。本病为风热夹湿蕴结于肌肤，风热入血分，湿热在肝胆，病灶在体表。

黄芩 12g	牡丹皮 12g	水牛角 12g
陈皮 12g	徐长卿 12g	桑白皮 12g
生地黄 12g	赤芍 12g	防风 12g
蒺藜 15g	菊花 12g	地骨皮 15g
当归尾 12g	茜草 12g	白芷 12g
乌梢蛇 12g	绵茵陈 20g	白鲜皮 12g
紫草 10g	甘草 6g	

7 剂。

外洗药：

苦参 20g	木槿皮 10g	木鳖子 12g
艾叶 10g	冰片 6g（兑洗）	地肤子 20g
川楝子 10g	蛇蜕 10g	路路通 10g
蝉蜕 10g	石榴皮 10g	青蒿草 30g
白矾 6g（兑洗）		

7 剂。

以上外洗药煎水 1500mL 过滤后用纱布清洗患处 15 分钟，不必用清水再冲洗，每日外洗一次。

第 4 天患者路过门诊，顺便进来让我看，红疹块消退了许多，他本人也甚感欣慰。

二诊：患者头皮和面颊及颈部斑块均已愈70%。局部皮质手指按上去较硬，仍痒，有少量皮屑脱落，脉沉弦，舌质淡红，苔黄薄。

黄芩12g	苍术12g	白芷12g
赤芍12g	徐长卿15g	夜交藤20g
桑白皮12g	蝉蜕12g	陈皮12g
水牛角12g	菊花12g	绵茵陈30g
白鲜皮12g	蒺藜12g	当归12g
紫草10g	全蝎6g	泽泻15g
苦参12g	防风12g	牡丹皮12g
乌梢蛇12g	麻黄6g	皂角刺15g

10剂。

麻黄佐入方中能有效引药入经到病灶。

继用上方外洗药5剂，每日清洗一次。

事过月余刘某前来门诊，摘下军帽给我看，说基本康复，一头黑油油的头发，我拨开头发检查未见不良状况，皮质均恢复正常，已看不出原来的痕迹，颈部、面颊部都已愈，刘某也非常高兴。我嘱忌食虾、蟹、酒类易引发过敏反应的食品，以免再度诱发此病。

如遇病重者，全身斑块不均，并且久治不愈的，可针刺和点刺放血疗法兼施，其疗效更好、更快。

针灸穴位（根据具体情况每日配穴，以下仅供参考）：

足三里、风池、合谷、阳陵泉、曲池、丰隆、少商（点

刺)、少冲（点刺）、

行间（泻）、内庭（泻）、三阴交、血海、肝俞、肺俞、胃俞、脾俞。

疹块皮质硬厚局部消毒，用梅花针叩刺放血 3 ~ 5 次，隔天 1 次实施。

208 顽固性全身皮肤瘙痒症

吴某，男，64 岁。搪瓷厂高级工艺美术师。2002 年 4 月 15 日就诊。自述全身瘙痒，已有 20 年之久，曾经看过中西医，均未能治愈，已经丧失信心。经邻居介绍，慕名而来。患者全身有不均匀的红色粟状斑块，脉弦，舌质红，苔黄燥。本病为肺脏燥热，肺主皮毛，而患者血中夹风，流注全身。治以清泻肺热，镇肝息风，解毒透表，养血、活血、凉血、止痒。处以乌梢蛇止痒汤加味：

乌梢蛇 12g	黄芩 12g	桑白皮 12g
金银花 15g	苍术 12g	连翘 12g
荆芥 12g	防风 12g	夜交藤 15g
白芷 12g	陈皮 10g	苦参 12g
全蝎 6g	蜈蚣 1 条	川芎 10g
蝉蜕 10g	牡丹皮 12g	赤芍 12g
紫草 10g	亚麻籽 12g	红花 10g
菊花 12g	生地黄 12g	徐长卿 15g
生牡蛎 30g	蒺藜 12g	

7 剂。

外洗药：苦参汤。

苦参 50g	地肤子 20g	蛇蜕 15g
青蒿 100g	艾叶 15g	木鳖子 15g
木槿皮 12g	路路通 12g	白矾 10g（兑洗）
冰片 3g（兑洗）		

3 剂。

嘱患者煎水大半脸盆，过滤后坐于盆中，用药水反复洗浴全身 15 分钟，抹干之后不再用水冲洗。

209 痤疮 1

王某，女，25 岁，未婚，超市熟食柜售货员。平日喜食辛温辛辣油炸食品，各厂商送货员经常免费赠送袋装麻辣熟食品给她们尝试。由于每天吃，时间一久，脸上长满了痘痘。1997 年 10 月 16 日就诊。患者除痤疮之外还有唇红，说话声音嘶哑低沉，自述经常便秘、小便黄热，脉细数，舌质艳红，舌苔少。本病为过多食用刺激性麻辣辛温油炸食品，以致肠胃蕴瘟，毒邪积累过多入血分。治以增强排泄宿便、排毒、清涤肠胃，凉血活血解毒和软坚散结。处以自拟复方排毒清营汤：

当归 15g	金银花 15g	紫花地丁 15g

生大黄 10g（后入）生地黄 15g　　　知母 12g

赤芍 12g　　　　　连翘 12g　　　　生黄芪 15g

生甘草 12g　　　　生石膏 20g　　　栀子 12g

皂角刺 15g　　　　蒲公英 15g　　　水牛角 15g

黄芩 12g　　　　　玄参 12g　　　　芦根 12g

竹叶 12g　　　　　芦荟 3g（打碎兑服）

牡丹皮 12g

7 剂。

　　患者打电话告知，服药 1 剂后肚子里咕咕响，隐隐作痛，立刻即要大便，1 日 2~3 次，排出一些又黑又臭的脏便。继后服药就不痛了，大便开始逐渐转黄，日排便均在两次，其他均正常。我嘱其多饮凉开水，少吃或不吃辣、辛、燥、油炸肥腻食品，多吃清淡绿色水果、蔬菜、瓜类，多摄入含维生素 C 和维生素 B 的食物，以及含纤维多的食品来增加肠胃蠕动功能，从而保证每天能正常排大便。服药半个月后，症状很快得到控制，面部痘痘完全消失。

　　二诊：继服 7 剂中药，完全康复。

210 痤疮 2

　　丁某，女，20 岁。面部长出很多痘痘，脉细数，舌质红，苔少。大便结，小便黄，口渴。本病为热瘟内热入营。治以清瘟败毒养颜。处以清营养颜汤：

黄芩 12g	苦参 12g	当归尾 12g
玄参 12g	白鲜皮 12g	桃仁 12g
牡丹皮 12g	生地黄 12g	甘草 6g
红花 12g	赤芍 12g	麦冬 12g
竹叶心 12g	陈皮 10g	紫草 10g
天冬 12g	防风 15g	水牛角片 12g
白芷 12g		

7 剂。

211 痤疮 3

屈某，女，23 岁。患者面上部及鼻边粉刺色红，质硬。脉沉数，舌质红，少苔，大便结，小便黄。患者自述平时喜爱辛辣袋装熟食品，面部油脂分泌较多。本病为饮食不节，面部裸露在外，毛囊被细菌和不净物所沾染，毛囊收缩后细菌在局部肌肤内滋生而形成粉刺。治以活血化瘀，凉血活血，排毒养颜，软坚散结。

当归尾 12g	皂角刺 15g	陈皮 10g
栀子 12g	牡丹皮 12g	炮穿山甲 6g（包）
黄芩 12g	白芷 12g	赤芍 12g
白芥子 12g（包）	生地黄 12g	生石膏 20g
红花 12g	防风 12g	玄参 12g
竹叶 12g	甘草 10g	生黄芪 15g
金银花 15g	蒲公英 15g	白蚤休 12g

熟大黄 12g

7 剂。

212 疥疮

刘某，女，46 岁。乡下妇女，来城市当保姆。因皮肤瘙痒找我看病。患者双手指缝以及胸前四肢皮肤有很明显的抓破痕迹，皮下有不均匀的血痂和疹块，特别是手背部有少量流黄水症状。脉弦细，舌质红，苔黄薄。本病为正不抵邪，湿热相搏，平时没注意环境卫生，导致疥疮缠身。治以清利湿热，除邪辟秽，杀虫止痒。处以五妙汤加味：

黄柏 12g	牛膝 12g	金银花 12g
桑白皮 12g	苦参 12g	苍术 12g
连翘 12g	白鲜皮 12g	薏苡仁 20g
黄连 6g	黄芩 12g	秦皮 12g
防风 12g	夜交藤 15g	白芷 12g
甘草 6g	陈皮 12g	

5 剂。

自拟外洗药：复方苦参汤。

苦参 50g	蛇蜕 12g	路路通 12g
大风子 15g	地肤子 30g	青蒿 100g
川花椒 15g	石榴皮 15g	蛇床子 30g

艾叶 12g　　　　木槿皮 15g　　　　冰片 3g（兑洗）

枯矾 10g（兑洗）　硫黄 3g（兑洗）　樟脑 3g（兑洗）

3 剂。

将外洗药煎水过滤坐浴洗全身，每日一次，洗完后不再用清水冲洗。忌吃酸辣腥味辛温刺激食物。5 天后痊愈。

213　黄褐斑

陈某，女，40 岁。患者面部有不均匀的深褐色斑块，脉弦细，舌质红，舌苔黄薄，口干便秘，小便炽热。本病为阴阳失调，木火刑金。治以涵水抑木，活血凉血，清热败毒。

黄芩 100g　　　　生地黄 100g　　　赤芍 60g

白芷 150g　　　　桑白皮 60g　　　牡丹皮 60g

防风 30g　　　　黄芪 100g　　　　陈皮 30g

防己 60g　　　　淡竹叶 50g　　　红花 50g

白芍 60g　　　　干荷叶 60g　　　桔梗 50g

水牛角丝 60g　　玉竹 50g　　　　当归头 60g

番泻叶 50g　　　熊胆粉 2 支

1 剂。

以上打粉做水滴丸，每日 3 次，每次 10g，伴温开水服下。

月余后一日，来我门诊部，满怀喜悦，对着我的同事说，服了文医生的药，不但脸上的斑去掉了，还瘦了十来斤，非常满意。

214 雀斑

饶某，女，19 岁，在部队当兵。2002 年春节回老家，假期满了归来时，满面部都长了雀斑，烦恼不堪，经领导推介给我治疗。患者面部有褐色斑点均匀分布。大便结，脉沉数，舌质淡白，舌苔黄薄。本病为下焦实热以致大便不畅，热毒入营，暴露于肌肤。治以活血凉血，通便排毒，养颜美颜，清泻肺热。

当归 60g	防风 30g	牡丹皮 30g
芦荟 50g	生地黄 60g	白芷 100g
赤芍 30g	水牛角 30g	黄芩 60g
桃仁 30g	生大黄 100g	熊胆粉 12g
桑白皮 60g	红花 30g	玄参 60g
火麻仁 30g	生石膏 100g	竹叶 30g

1 剂。

以上药物碾末过筛，水滴为丸。每日 3 次，每次 15 ~ 20g，用温开水送服。

事隔月余后在一起用餐时，发现患者面部雀斑全部隐退，脸色红润，斑迹隐退。患者说药效很好，万分感谢。

215 白癜风

谢某，女，45 岁。马来西亚柔佛州华人，导游。2008 年 10 月 17 日就诊。患者面部、手部均有不均匀的大小白色斑块，不痛不痒。由于患者是国际旅游团领队，患上此病后心理上苦不堪言，无法继续承担此项工作。求治过许多医生，终无结果。脉弦有力，舌质艳红，舌苔黄燥，大便干结，口苦欲饮。本病为外感风热邪毒，风热入营入血分，阴阳失调。治以清泻肺热血热，平肝潜阳，补水生津，活血化瘀。

黄芩 12g	白鲜皮 12g	桑白皮 12g
牡丹皮 12g	当归尾 12g	红花 12g
白芷 10g	陈皮 12g	白附子 10g
蒺藜 15g	枸杞子 15g	生地黄 15g
熟地黄 15g	黄精 15g	何首乌 15g
水牛角 12g	炮穿山甲 6g（包）	黄柏 12g
知母 12g	菊花 12g	

7 剂。

针灸方：
外关、血海、足三里、三阴交、肝俞、肾俞。
7 次。

外用药：
70% 乙醇 500mL，补骨脂 150g，黄连 150g，生栀子 150g，雄黄 20g，青黛 50g，浸泡一个月，沉淀取药水备用。每日一至两次，用棉棒蘸药水搽在斑块上，注意不要擦伤皮肤。

辅助治疗：GX–2型HG–NG激光血管内照射治疗仪（桂林科学应用物理研究所制造），用一次性导光针皮肤消毒后刺入肘腕静脉血管内照射1小时。此仪器在临床应用中，能促使血液循环，排出体内自由基，有净化血液和增加血红蛋白的作用，疗效独特。20次为1个疗程，每日1次，无任何不良反应以及副作用。

2008年12月15日复诊，患者自述，经以上治疗后病情大有改观，皮肤的白颜色变深。本人要求继续服药巩固治疗。

黄芩12g	生地黄12g	熟地黄12g
女贞子12g	旱莲草12g	当归12g
红花12g	川芎10g	牡丹皮12g
赤芍12g	白芍12g	黄精12g
何首乌12g	蒺藜12g	枸杞子12g
紫草10g	茜草12g	钩藤12g
蝉蜕10g	黄柏10g	知母10g
水牛角10g	甘草6g	

15剂。

外用药继用，激光血管内照射1个疗程（20次）。

谢某一日来我门诊，全身斑块完全消失，面色红润，一切正常，已恢复工作。

216 胎记

患者麦某，25 岁，未婚，广东省东莞长安镇人。患者左面部有胎记，曾经做过激光治疗术和其他治疗，用去近 2 万元仍未治愈。2004 年 4 月 9 日求治于我，患者左面部有约 70mm×80mm 朱红色胎记，云状块、皮质硬。脉沉滞，舌质红少苔，舌根下瘀血点。本患者胎记系其母怀孕时，有跌伤和撞伤或扭伤史，使胎儿在腹中受损，或劳损过度导致瘀血阻滞于胎儿的肌肤、四肢、面部、腹部、臀部不等部位，属于血瘀所致的胎记。根据胎记大小酌情决定用针多少，以 15°～20°角围刺针尖到胎记约中央部位，再以毫针直刺胎记 5～6 根不等，但要掌握其针刺深度，视人体部位以策安全，留针 25 分钟，每隔 10 分钟催针一次，选取外关、血海、列缺、印堂等穴，每日 1 组次，10 次为 1 个疗程。处以自拟理气活血化瘀增白汤：

黄芪 15g	防风 15g	归尾 15g
皂角刺 15g	川芎 10g	红花 10g
肉桂片 2g	黄芩 12g	白芷 15g
牡丹皮 12g	炮穿山甲 6g（包）	牛膝 12g
白鲜皮 12g	甘草 10g	桑白皮 12g
陈皮 10g	赤芍 12g	桔梗 12g
水牛角 12g	生石膏 20g	

15 剂。

方中生石膏以肉桂片反佐配伍，以防药物太寒凉伤及脾胃。

生石膏配入方中即可泻气分热、血分热，更重要的是有增白的药理作用。皂角刺配伍炮穿山甲软坚散结，防风、白芷、陈皮能引药入经，对于皮肤病屡用屡效。经以上治疗后，麦某胎记一天比一天变软，其朱红色也逐渐在退却，接近正常肤色，后完全康复。患者非常感激，兴奋不已。后来，据其表妹说半年后在广东结婚了。本案再次表明针灸探讨仍有很大的空间，充分证明针刺穴位和围刺对胎记、斑疹疗效确切。再辅以中药内服双管齐下，疗效速捷，针灸能改善局部微循环系统，活血化瘀、散结，从而起到退色增白作用。

217 水痘

杨某，男，12岁。全身患水痘，上到头顶，下到足底，四肢、面部、背部、臀部、胸部，无处不有，奇痒难忍，伴低热，干咳无痰，咽部红肿疼痛，小便黄热，脉细数，舌质红，舌苔黄腻。本病为瘟疫毒邪犯肺脏，继而毒疫内遏，于人体肌肤形成水痘。首先治以内服中药清瘟、败毒、透表，再以外洗药祛风、祛湿、除秽、止痒。处以自拟大清瘟败毒饮：

金银花 10g	防风 10g	牛蒡子 10g
黄芩 10g	蝉蜕 6g	苍术 6g
连翘 10g	白芷 6g	射干 10g
桑白皮 10g	紫草 6g	苦参 6g
荆芥穗 10g	陈皮 6g	西河柳 10g
白鲜皮 10g	黄柏 10g	水灯心 6g
生黄芪 10g	生甘草 6g	

5 剂。

患病期间避免抓破水痘，以免伤口难以康复，日后留下疤痕。服药期间忌吃辛温、辛辣、油煎炸食品。

外洗方：青蒿艾叶苦参汤。

青蒿 50g	路路通 20g	大风子 15g
冰片 3g（兑洗）	艾叶 30g	秦皮 20g
木鳖子 15g	蛇蜕 10g	苦参 30g
石榴皮 15g	枯矾 10g（兑洗）	蛇床子 15g

3 剂。

以上药物煎水一面盆过滤，待药水温度适宜后坐浴，洗后无须再用清水冲洗，每日外洗一次。

其母口述药服 1 剂、外洗 1 剂后，儿子就说不痒了，继而水痘逐渐收干、隐退而康复。

本病在冬春季节发病率高，是一种常见的流行性病毒性传染病。儿童和青少年发病较多，属于群体传染性疾病。水痘好发于面部、背部、腹部，甚至于四肢、头部、手掌、脚底都长出晶明透亮的水痘，局部奇痒难忍。少数患者伴发热咽痛或咳嗽流涕、打喷嚏。这是一种传染速度较快、传染面较广的流行病，可通过接触传染。病人打喷嚏和咳嗽出来的飞沫以及溃烂流出的水都带病毒，传染力强，病人衣物用具必须经暴晒或高温消毒，地面喷洒消毒液处理。

218 面部扁平疣

凌某，女，21岁。2004年6月14日就诊。患者面部三角区有大小不均的点状硬疹，无色，不痛不痒，脉濡，舌质淡白，舌苔白腻。诊断为扁平疣。本病为脾不化湿，湿邪犯上焦。治以益气健脾利湿，软坚散结。

黄芪15g	防己12g	薏苡仁30g
芡实15g	水灯心12g	防风15g
白芷12g	陈皮12g	桔梗12g
皂角刺12g	当归12g	红花12g
牡丹皮12g	赤芍12g	紫草10g
水牛角12g	炮穿山甲6g	白鲜皮12g
苦参12g	徐长卿12g	桑白皮12g
甘草10g		

7剂。

嘱咐患者自己煎药。煎药20分钟后，用毛巾遮盖头部，面部朝向煎药的器皿，打开器皿盖，保持一定距离，让蒸发出来的药气热熏疗面部，10分钟左右，防止烫伤。待药煎好后，分两次服用。这种方法内治外疗，恰到好处。患者经以上治疗后，未再复发。

219 顽固性湿疹

张某，女，33 岁。1996 年 6 月 10 日就诊。患湿疹一年有余，经中西医多方面治疗，仍未治愈。刻下患者愁眉苦脸，诉说臀部有大片湿疹，奇痒难受，既不能抓，又不能摸。长时间坐着，臀部湿疹会渗透出水粘着裤子。脉沉濡，舌质淡，舌体胖，舌苔白腻。本病为脾不化湿，痰湿作祟，流注全身。治以醒脾燥湿，引湿热下行。

黄芪 12g	党参 12g	茯苓 12g
白术 12g	苍术 12g	砂仁 12g
草豆蔻 12g	白豆蔻 12g	黄芩 12g
白鲜皮 12g	桑白皮 12g	地肤子 12g(包)
蛇床子 12g	薏苡仁 20g	蝉蜕 10g
徐长卿 20g	苦参 12g	夜交藤 20g
乌梢蛇 12g	全蝎 6g	防风 12g
白芷 12g	陈皮 12g	麻黄 6g
五倍子 12g	生甘草 12g	白芍 12g
10 剂。		

麻黄佐于方中，有引药入经的作用，从而使药效速达病灶。
外洗药：

苦参 100g	薏苡仁 20g	灯心草 20g
蛇蜕 15g	蛇床子 20g	木槿皮 15g

石榴皮 15g　　　　　白矾 10g(兑洗)　　　冰片 3g（兑洗）

10 剂。

嘱患者将药煎好过滤待温热，浸洗 15 分钟。

吴茱萸、海螵蛸、桑螵蛸各 10g，研成粉末状，参入一支硫黄软膏搅拌。药水洗后吸干水分，用棉棒将此药膏搽于患处，贴上消毒纱布。每日 1 次。

月余后患者来门诊道谢，已完全康复。

220 带状疱疹

带状疱疹是一种常见的皮肤病，在中国和马来西亚民间俗称为缠身丹、生蛇、流火丹毒。中医认为本病主要是因为人体内湿热邪毒太盛，而西医则认为是病毒所为。此病好发于人体腰背颈部腹部，少数也有发于面部、四肢部位者。开始发病时皮肤上出现少量不均匀的晶状体，好似石榴籽，颗粒周围皮肤会呈现红斑，局部有烫痛感，甚至会出现放射性的疼痛，难以忍受。如不及时治疗或治疗不当，此疱疹病毒会在周边迅速蔓延，其后果很严重。

胡某，女，67 岁，左面部有不均红色晶体疱疹，灼痛难忍，左眼睑红肿，眼皮闭合不能张开，经西医治疗 5 天后仍无进展，转诊看中医。患者心忡不适，伴低热，患处疼痛呻吟不止。脉沉数，舌质红，花剥苔。本病为热毒、湿毒入里，有邪毒攻心之势。治以清热利湿败毒、除秽、泻肺热、泻肝胆湿热，兼以凉血活血。

黄芩 12g　　　　当归尾 12g　　　　玄参 12g

白芷 10g　　　　土茯苓 20g　　　　一枝黄花 12g

桑白皮 12g　　　牡丹皮 12g　　　　连翘 12g

陈皮 12g　　　　薏苡仁 20g　　　　水牛角 12g

白鲜皮 12g　　　赤芍 12g　　　　　荆芥 12g

蒲公英 20g　　　生黄芪 12g　　　　皂角刺 12g

紫草 10g　　　　金银花 15g　　　　防风 12g

苦参 12g　　　　生甘草 6g

7 剂。

嘱患者忌食油煎油炸的辛温辛辣刺激性食物。

二诊：服前方后大部分疱疹已经消退，左眼睛能睁开了，局部均已消肿，唯独局部皮肤灼痛又痒，手不能触摸。脉细数，舌质红，舌苔黄，我认为虽则 7 剂药已挫其热毒，但肝胆湿热未尽，仍有卷土重来之势。调整方剂以清除余孽。处以龙胆泻肝汤加味：

龙胆草 10g　　　栀子 12g　　　　泽泻 12g

柴胡 6g　　　　　乌梢蛇 12g　　　黄芩 12g

车前子 15g　　　木通 12g　　　　牛膝 12g

生地黄 12g　　　当归 12g　　　　甘草 10g

蒺藜 12g

7 剂。

方中牛膝属动药，可引湿热快速下行，蒺藜入肝经平肝息风止痒，乌梢蛇逐风止痒又通行经络。胡某病愈后相应又介绍了类似病人给我诊治，如实按上方施治均治愈，没有辜负病人对我的重望。如局部疼痛难忍者用六神丸十多粒放瓷碗里，滴入白醋、凉开水适量捣碎搅匀，用消毒棉签外涂患处即可止痛，注意切忌将药水误入眼鼻。

221 全身顽固性荨麻疹

曾某，女，42岁。长沙市某厂仓库保管员。1996年9月24日，经人推荐邀我出诊。患者全身红肿，有大片大片的云状斑块，眼睛睁不开。刻下患者皮肤瘙痒，头痛发热，口干，心忡乏力，大便稀，小便黄，纳食差。脉细数，舌质红，苔白干涩。本病为素体虚弱，外感风邪，中焦脏腑虫满为患。治以开腠理，祛风祛邪，益气活血，杀灭虫虐。

金银花 15g	连翘 12g	荆芥 12g
防风 12g	羌活 12g	白芷 10g
钩藤 15g	生地黄 12g	苍术 12g
黄芪 15g	当归 15g	川芎 10g
天麻 15g	蒺藜 12g	乌梢蛇 10g
白鲜皮 12g	地骨皮 12g	牡丹皮 12g
徐长卿 20g	石决明 30g	珍珠母 30g
白芍 12g	甘草 6g	

5剂。

嘱患者睡觉时服用肠虫清2片（1次）。

外洗药：

苦参30g	蝉蜕10g	地肤子20g
路路通15g	徐长卿20g	蛇蜕10g
蛇床子15g	艾叶15g	青蒿30g
冰片3g（兑洗）	白矾5g（兑洗）	

3剂。

嘱患者将药煎置于面盆，坐浴15分钟。每日1次，每次1包。

经以上治疗后，患者奇迹般治愈。一星期后，药店张副经理说，西医治不好的病，中医往往有办法，就是看对不对症。

222 | 肾虚脱发

易某，男，48岁。餐饮业者。患者头发脱落，甚至大片脱落，精神恍惚，面色无华，牙齿松动，眼睛干涩，脑鸣，耳鸣，听力衰退，多梦，记忆力减退，脉虚无力，尺脉沉，舌质红，舌苔干涩。治以滋阴补肾，滋阴补水，补益肾气。处以六味地黄汤加味：

熟地黄15g	山萸肉12g	黄柏12g
旱莲草12g	杜仲12g	桑椹子12g
山药20g	牡丹皮12g	知母12g

桔梗 12g	续断 12g	茯苓 50g
泽泻 12g	女贞子 12g	牛膝 12g
补骨脂 12g		

20 剂。

方中茯苓剂量可用至 50～100g，生发快，效果明显。

服药 20 剂后，症状改善，不脱发了。嘱其再进 20 剂，头发茂盛。

223 气血亏虚脱发

张某，女，36 岁。银行职员。患者头发稀稀落落脱发，毛发枯燥不柔润易折断，面色憔悴蜡黄，精神疲倦，少气懒言，四肢乏力嗜睡，脉沉无力而缓，舌质淡白，舌苔少。治以大补气血，健脾生血。处以当归阿胶补血汤：

当归头 30g	党参 20g	山药 20g
黄精 12g	白芍 12g	阿胶珠 15g（兑服）
白术 12g	熟地黄 15g	大枣 30g
桔梗 12g	炙黄芪 20g	茯苓 50g
川芎 6g	龙眼肉 15g	柴胡 10g
升麻 10g	何首乌 12g	

20 剂。

张某服药后，在偶尔一次会面时说，此药效果很好，头发再无折断。再进 20 剂，头发乌黑发亮，她本人非常高兴。

224 忧思过度内分泌紊乱脱发

王某，女，40 岁。解放军团级干部。患者头发像落叶一样往下掉，手轻轻一抓就可见几根或十几根脱落头发，或在写作时头发徐徐落下，枕头、办公室、座椅随意可见脱发。精神疲惫不堪，六神无主，头晕脑涨，纳食不香，欲睡难眠，伴心悸多梦。脉细数，舌质红，舌苔少。治以安神益智，交通心肾，调理气机，养血生发。

黄芩 10g	白芍 12g	黑芝麻 15g
淡竹茹 12g	知母 12g	合欢花 12g
生地黄 12g	何首乌 12g	黑豆 15g
鲜侧柏叶 12g	莲心 3g	茯苓 50g
当归 15g	熟地黄 15g	朱茯神 15g
黄柏 12g	柴胡 10g	石菖蒲 12g
炙远志 12g	柏子仁 12g	炒酸枣仁 15g
夜交藤 20g	甘草 10g	

10 剂。

药进 10 剂，精神爽快，心情开朗，面色红润。嘱其再进 10 剂，服后不脱发了。

225 脂溢性脱发

肖某，男，45岁。宠物店老板。患者秃顶继而从头顶向周围继续脱发，脱发部位光亮，时而冒油脂状汗水，面红目赤，声音高亢，性格急躁，有便秘和大便干结症状，口干，能吃能喝，吞食量比较一般人多，脉弦数，舌质深红，舌苔黄燥。本病为肥人多痰，热痰纵生，机能亢进，皮下脂肪增生，阻碍毛发生长。治以减肥瘦身，通便排毒，脱脂，结合针灸治疗。处以自拟脱脂瘦身汤：

生黄芪15g	生大黄12g	半夏12g
炒山楂20g	生甘草10g	黄芩12g
番泻叶6g	茯苓15g	炒莱菔子12g
生地黄15g	枳实12g	绞股蓝20g
陈皮10g	生白术40g	厚朴12g
猪胆粉0.5g（入0号胶囊1粒吞服）		木香10g

20剂。

外洗药：

茶枯100g	石榴皮15g	枯矾6g（兑洗）
鲜侧柏叶50g	秦皮15g	生姜5片

20剂。

煎水适量，过滤后趁热兑入枯矾，待温热时用毛巾沾取药汁清洗头皮 20 分钟，洗后无须再用清水冲洗。洗前用碱性肥皂洗净头皮油脂。

20 天为 1 个疗程。一天洗 2~3 次，（每日 1 剂，药汁加温后仍可连续洗 2~3 次。）

此病好发于肥胖之男性。临床总结发现本病与荷尔蒙失调有关，多数患者雄性激素增多，性功能颇强，一般饮食不节制，好吃肥腻油炸厚味食品，或有嗜酒等习惯。鲜侧柏叶，其叶大片，形态似扇子，由冰花形状小叶组成，一年四季叶绿不衰，山坡野外随处可取。

226 20 余年的肿块突发红肿

陈某，女，55 岁。长沙市人。1996 年 10 月 4 日就诊。患者自述后颈部右侧肿块已有 20 余年了。由于这几天吃了些发物，颈部肿块出现红肿刺痛。肿块质硬，有 50mm×60mm 大小，肿块表面灼热红肿，有压痛感。脉弦数，舌质红，苔黄薄。本病为皮下痰湿结节。治以理气化痰，活血化瘀，软坚散结。

金银花 15g	黄芪 15g	当归尾 12g
牡丹皮 12g	桃仁 12g	赤芍 12g
乳香 12g（包）	没药 12g（包）	防风 12g
白芷 10g	炮穿山甲 10g	皂角刺 15g
白芥子 15g（包）	川芎 10g	蜈蚣 1 条
昆布 20g	海藻 20g	生牡蛎 30g
浙贝母 20g	蒲公英 20g	紫花地丁 20g

桔梗 15g   甘草 6g

7 剂。

针灸方：

用 0.25mm×40mm 的一次性银针，以 45°角围刺 12 支针。肿块的中心部位直刺 5 支针。催针 2 次，20 分钟。拔针后，患者自述疼痛减轻。第 8 天患者去菜市场买菜，路过药店时，与营业员说已愈。

227 年轻妇女白发转青

毕某，女，35 岁。是我坐诊药店的员工。患者白发越来越多，脉虚无力，舌质淡白，苔黄薄。尺脉无力，自述腰酸背胀，双腿无力，夜尿频数，色苍白憔悴乏力。本病为气血亏虚，肾气不固，阴阳失调，肝气郁结。治以补其气血，平补平泻，疏肝理气，载药上行。

炙黄芪 25g   党参 20g   当归头 20g
川芎 12g   桑椹子 15g   枸杞子 12g
续断 15g   杜仲 15g   何首乌 15g
旱莲草 15g   女贞子 12g   山茱萸 12g
陈皮 10g   白芍 12g   柴胡 10g
升麻 10g

20 剂。

外洗药：

鲜侧柏叶 50g　　　　夜交藤 20g　　　　冰片 1g（兑洗）
白矾 3g（兑洗）
20 剂。

煎煮后过滤，趁热加入兑洗药物，待温洗头，持续 15 分钟。不再用清水冲洗。每日 1 次，共 20 次。

月余后，患者非常兴奋，头发全部转青，简直不可思议！

五官及口腔科疾病

228 | 急性结膜炎

熊某，男，45 岁。患急性结膜炎。双目赤红，畏光灼痛。脉细数，舌红，苔黄。本病虽为眼疾，病根却在肝，肝主目，应标本兼治，内外同治。治以清肝明目，直折肝火，滋补肝阴。处以黄连解毒汤加味：

黄连 10g	生石膏 30g	桔梗 12g
茺蔚子 12g(包)	黄芩 12g	
淡竹叶 12g	木贼草 12g	千里光 12g
黄柏 12g	玄参 12g	青葙子 12g（包）
望月砂 12g	栀子 12g	知母 12g
菊花 12g	生地黄 12g	

5 剂。

外用药：

黄连 10g 碾末，煎水达到一定浓度，置凉。将玻璃漏斗消毒后，用消毒棉球将黄连水过滤。经过滤后的黄连水，用鼻眼净空瓶洗净，瓶中吸入黄连水用以滴眼，每日 4~5 次。

二诊：患者基本治愈。双目症状基本消除，脉弦细，舌质红，黄苔已退。治以补肝阴，泻肝火。

黄芩 12g	生地黄 12g	知母 12g
龙胆草 10g	黄连 10g	竹叶 12g

柴胡 6g	木贼草 12g	玄参 12g
栀子 12g	白芍 12g	菊花 12g
青葙子 12g（包）	草决明 12g	枸杞子 15g
白蒺藜 12g	望月砂 12g	车前子 15g（包）
生甘草 10g		

4 剂。

1 周后患者痊愈。方中车前子有清热利水之药效，在中药新研究中发现它还具有清肝明目的药理作用。实乃一药两用。

229 麦粒肿

肖某，女，21 岁。左下眼睑红肿有疖，局部胀痛。患者平时爱吃辛辣食品，这次因贪吃鲜荔枝，诱发此病。本病为肝风肝热所为。治以疏散风热，凉血活血解毒，化瘀散结。

金银花 15g	射干 12g	赤芍 12g
玄参 12g	连翘 12g	当归尾 12g
蝉蜕 10g	生地黄 12g	牛蒡子 12g
牡丹皮 12g	皂角刺 12g	黄芩 12g
柴胡 6g	紫草 10g	桔梗 12g
薄荷 12g（后入）	竹叶 10g	甘草节 10g

5 剂。

医者用消毒过后的小三棱针，左手执下眼睑往下翻，右手执针，对准肿疔中心位置快速点刺，用消毒棉吸干脓血。但深度要求适宜、准确。医者必须动作娴熟，切忌刺伤眼球。患者经治疗后痊愈。

230 老年性白内障

李某，女，62岁。双眼患白内障，想在某医院手术治疗，但院方说双目仍有视力，待视力丧失再来做手术较妥。患者治病心切，求治于中医。患者脉沉弦，舌质淡白，苔少。肝主目，目谓之为风轮，肝与肾有失条达，不能濡养风轮，致使眼球退变。治以滋补肝肾，补气益气，补命门火衰。处以八珍汤加味：

人参 10g	白术 12g	当归 12g
熟地黄 15g	茯苓 15g	炙甘草 12g
白芍 12g	川芎 10g	大枣 7 枚
何首乌 12g	菊花 12g	白蒺藜 12g
桔梗 12g	黄精 12g	枸杞子 15g
蝉蜕 10g	石决明 20g	

7 剂。

外用药：

炉甘石 50g，玄明粉 3g（兑入），冰片 0.5g（兑入），炉甘石用纯净水约 500mL 煮沸后，加入玄明粉、冰片搅匀，待沉淀去渣，药水用消毒棉花放入漏斗中，反复 3 次过滤，每日用此药水洗眼 2 次。

二诊：患者，服药后，自觉精力旺盛。经以上治疗，双眼视力较前略有好转。脉弦细，舌质淡红，苔薄。处以益肝明目汤：

人参 10g	白芍 12g	生地黄 15g
熟地黄 15g	决明子 12g	黄芪 15g
桔梗 12g	枸杞子 15g	沙苑子 12g
炙甘草 12g	柴胡 6g	菊花 12g
茺蔚子 12g	益智仁 12g	杜仲 12g
蝉蜕 12g	刺蒺藜 12g	肉苁蓉 12g
续断 12g	川石斛 12g	肉桂粉 1g（兑服）

10 剂。

蝉蜕配伍刺蒺藜，在治疗眼疾像眼翳、玻璃体混浊等有散雾状、见晴天之功能。再佐以肉桂粉补肾气，补命门火衰，并有气化功效。方中同时伍以大补元气和有血肉之情的药。使以桔梗开提肺气，又能载药上行。方中配伍柴胡少量，疏肝理气，全方位治疗，药尽病愈。

231 老年性青光眼

侯某，男，70 岁。大学教授。退休后受校方邀请仍每日继续授课。原有轻度青光眼，配上眼镜后，能维持下去。最近由于其老伴逝世，极度悲思，经朋友劝慰，精神逐渐开朗。谁知视力急剧下降，授课难以维持下去，于是求治于我。查患者视力0.2。双眼角流热泪，双眼玻璃体呈现青鸭蛋壳色。脉虚，舌质红，苔黄薄。本病为年老体虚，精亏气弱，风轮疲乏，肝肾阴虚，内伤七情所致。治以益气补水生津，填补肾气，滋补肝阴，补益阴阳两亏，疏肝解郁。

黄柏 12g	山药 20g	沙苑子 15g（包）
木贼草 12g	知母 12g	山茱萸 12g
决明子 12g	夜明砂 12g（包）	当归 12g
枸杞子 15g	石决明 20g	望月砂 12g
熟地黄 15g	菊花 12g	青葙子 12g（包）
千里光 12g	肉苁蓉 12g	益智仁 12g
柴胡 10g	郁金 12g	

7 剂。

外用药：

炉甘石 50g，玄明粉 3g（兑入），冰片 0.5g（兑入），炉甘石用纯净水约 500mL 煮沸后，加入玄明粉、冰片搅匀，待沉淀去渣，药水用消毒棉花放入漏斗中，反复 3 次过滤，每日用此药水洗眼 2 次。

二诊：患者自述视力转好，恢复到 0.4。患者抱着极大的信心，再次抽时间前来复诊。脉细，舌质淡红，苔薄。

黄芪 15g	黄精 15g	当归 12g
山茱萸 12g	党参 12g	生地黄 15g
熟地黄 15g	枸杞子 15g	巴戟天 12g
桔梗 12g	何首乌 12g	川石斛 12g
肉苁蓉 12g	益智仁 12g	淫羊藿 12g

沙苑子 15g(包)　　草决明 12g　　　　菊花 12g

青葙子 12g（包）　茺蔚子 12g（包）　木贼草 10g

上桂粉 2g（兑服）

10 剂。

患者服上药后基本康复，又重返工作岗位。患者年老体衰，脑力劳动过多和眼睛长期处于过度疲劳状态，以致酿成眼疾，而年老肝肾亏虚是其根本病因。

232 | 肾虚导致的视力昏花

季某，男，54 岁。不耐疲劳，双下肢乏力，视力昏花，双目干涩，脉沉弦，舌质淡白，舌苔干涩。本病为肾气虚，肾阴虚，肾阳虚。治以补肾气，补命门火衰，滋补肝肾。处以明目地黄汤加味：

生地黄 15g　　　　熟地黄 15g　　　　杜仲 12g

巴戟天 12g　　　　知母 12g　　　　　菊花 12g

续断 12g　　　　　肉苁蓉 12g　　　　上桂粉 1g（兑服）

石决明 20g　　　　牛膝 12g　　　　　仙茅 10g

泽泻 12g　　　　　枸杞子 15g　　　　菟丝子 12g（包）

当归 10g　　　　　白蒺藜 12g　　　　淫羊藿 12g

石斛 12g　　　　　决明子 12g　　　　补骨脂 12g

黄柏 12g

7 剂。

二诊：患者自述好转，继以补肾方中佐以清肝明目药物巩固。

生地黄 15g	熟地黄 15g	枸杞子 15g
茺蔚子 12g	千里光 12g	山药 20g
白蒺藜 12g	车前子 15g(包)	木贼草 12g
山萸肉 12g	决明子 12g	石斛 12g
桔梗 12g	菊花 12g	石决明 20g（包）
蝉蜕 10g		

7 剂。

车前子不但利水，还有清肝明目的作用。蝉蜕对视力模糊、干涩、飞蚊症等眼疾的治疗有独到之处。桔梗可开提肺气，载药上行。

233 青光眼

孙某，男，74 岁，马来西亚籍华人。双目患青光眼。由于左眼病情恶化曾求治于西医，已术后 3 年。如今右眼也开始恶化，视力下降到 0.1 左右，伴眼睛刺痛、胀痛、红肿、畏光、畏风、流泪，日夜难熬。为了拯救仅有的一只眼睛，寻医问药，经朋友介绍，于 2008 年 11 月 16 日求治于我。患者左眼摘除手术后失明，右眼球充血、红肿，可见眼球玻璃体混浊，球体呈青色，流泪、畏风、畏光，视力微弱，在 0.2 以下，脉弦数，舌质艳红，舌苔干涩，心烦难眠，小便黄热，面赤红，口干，口苦。本病为年老肝肾亏虚，肾水不济上火，长期肝肾阴虚导致肝胆实火损伤眼睛。眼睛玻璃球体得不到濡养而引起病变。治以清肝明目，直折肝胆实火，滋补肝肾。处以龙胆泻肝汤加味：

龙胆草 10g	黄芩 12g	生地黄 12g
柴胡 5g	玄参 12g	决明子 12g
车前子 15g（包）	生甘草 6g	菊花 12g
石决明 20g	栀子 12g	当归 12g
黄柏 12g	枸杞子 15g	泽泻 12g
木通 12g	知母 12g	白蒺藜 12g

7 剂。

龙胆泻肝汤清泻肝胆实火，以黄柏与知母相使，泻相火补肾水，以玄参、枸杞子配伍菊花、决明子、白蒺藜滋补肝阴又清肝明目，石决明有潜阳明目作用，并且有平肝息风之药效，可谓一箭双雕。柴胡引药入肝，又载药上行。

针灸方：

1 组：光明、球后（点刺）、睛明（点刺，医者用左手食指拨开眼球，防止刺伤）、行间（泻）、内庭、瞳子髎、攒竹。

2 组：三阴交、肝俞、胆俞、肾俞、翳明。

每日 1 组次，15 天为 1 个疗程。

二诊：患者经以上治疗后，症状减轻，视力恢复到 0.4，非常欣慰。望患者右眼红肿消退，脉弦，舌质红，苔黄薄。

黄芩 12g	夏枯草 20g	决明子 12g

车前子 15g（包）	望月砂 12g	生地黄 12g
川石斛 12g	枸杞子 15g	茺蔚子 12g（包）
木贼草 10g	熟地黄 12g	石决明 20g
菊花 12g	千里光 12g	槟榔片 12g
沙苑子 12g（包）	白蒺藜 12g	蝉蜕 10g
青葙子 12（包）	黄柏 12g	知母 12g
龟板 12g	玄参 12g	

7 剂。

黄芩、生地黄泻血分热、气分热，夏枯草泻肝胆实火，配伍其他清肝明目之药更显效，槟榔片有破积效果，蝉蜕有开屏障之药理作用，黄柏、龟板、玄参配伍，能补肾水，清火又滋阴。

外用药：
炉甘石 50g（包煎）徐长卿 30g　　　　玄明粉 3g（兑入）
冰片 0.5g（兑入）

以上炉甘石、徐长卿煎水一饭碗，兑入玄明粉、冰片少许，搅拌沉淀，用漏斗放置消毒棉过滤后，置入干净消毒瓶内，放冰箱下层，低温保存，用时滴眼或冲洗眼睛。

经以上治疗后患者诸症消失，视力恢复到 0.8 左右。

目前青光眼仍然是一种棘手眼疾，西医主要以手术或激光治疗，但成功率不高。而且治疗后，往往再犯病，复发率高。青光眼一般分为急性和亚急性，如不及时得到有效治疗，可导致视力下降，继而失明。急性患者症见眼睛刺痛、畏光、视力极度模糊不清、眼睛充血、玻璃球体可见一层青色透明雾状层粘连。亚急性患者除视力逐渐模糊、畏光、流泪水、眼睛发痒、干涩等症状外，还可见玻璃球体外表有一层青色透明雾状层粘连。西医学认为本病为眼压升高和视野缺损的一种病症。运用中医疗法治疗本病，经过服用中药配合针灸后，视力开始恢复。一般视力保持在0.8左右，其他症状慢慢消退。本病归咎于患者肝肾亏虚，肝胆实火上犯。肝主目，肾主水。由于患者肝肾长期得不到濡养，肾水不济上火，中医称双目为风轮，与肾脏盛衰有着密切的因果关系。一般青光眼患者，以老年人占多数，但也有少数青少年或者个别儿童罹患此病，这样的患者多为先天不足所致，较为难治。治法为清肝明目，清泻肝胆实火，滋补肝肾。

234 鼻炎

李某，男，30岁。湖南省湘乡人，来长沙市做米粉生意。患慢性鼻炎多年未愈。鼻塞不通，无嗅觉，脉沉濡，舌质红，舌体胖，舌边有齿印，苔黄腻。本病为脾湿生痰，肺气不利。鼻为肺之门户，湿热结于上焦。治以宣肺，泻肺热，燥湿，利湿。

黄芩 12g	防风 12g	鱼腥草 15g
半夏 12g	葶苈子 15g（包）	蒲公英 15g
厚朴 12g	北沙参 12g	苍耳子 12g
白芷 10g	金银花 15g	薏苡仁 20g
辛夷 12g	陈皮 12g	茯苓 15g
桔梗 12g	牛膝 12g	细辛 5g
甘草 6g	川楝子 10g	薄荷 12g（后入）

12 剂。

嘱患者在煎药开始 12 分钟后再放入薄荷，用鼻孔吸药气，口吐气，类似深呼吸。注意不宜离药液太近，以免蒸汽烫伤。此为内服外治法。

二诊：患者自述每天坚持按时服药外，还吸药气，鼻塞已畅通，人也舒服多了，精神也清爽了。脉象弦细，舌质淡红，黄腻苔已退。为了增强免疫力，能在天寒不再复发，我再处以玉屏风散加味：

黄芪 12g	茯苓 12g	苍术 12g
藿香 12g	防风 12g	桔梗 12g
苍耳子 15g	苏梗 12g	白术 12g
半夏 12g	辛夷 12g	薄荷 12g(后入)
陈皮 12g	蒲公英 15g	鱼腥草 20g
鹅不食草 6g	金银花 12g	甘草 6g

10 剂。

鹅不食草不宜超过 6g，对胃壁有较强的刺激性，易引起胃痛。

两个月后，他介绍同乡找我看病，获悉他已康复。

235 鼻窦炎

方某，女，29 岁。系冷饮行业职工。患鼻窦炎多年未愈，经常鼻塞不通，嗅觉隐退，给工作带来不便。食品香臭变质一时难辨，精神负担很重，一日求治于我。患者体较胖，面色无华，脉沉濡，舌体胖边有齿痕，苔白腻。本病为上焦营卫不和，中焦气虚，脾湿生痰。治以宣肺开窍，健脾燥湿。悦脾。

麻黄 10g	细辛 5g	白术 12g
草豆蔻 10g	桂枝 12g	茯苓 12g
苍术 12g	半夏 12g	桔梗 12g
陈皮 12g	草果 10g	厚朴 12g
公丁香 6g	炙甘草 12g	薄荷 12g
生姜 2 片		

5 剂。

二诊：脉弦细，舌质淡红，舌苔薄，自述有嗅觉了，但有时仍有鼻塞不通。

藿香 12g	厚朴 12g	薄荷 12g
茯苓 12g	佩兰 12g	苏梗 12g
焦白术 12g	半夏 12g	桔梗 12g
虎耳草 15g	鱼腥草 20g	苍耳子 12g
陈皮 12g	鹅不食草 6g	辛夷 12g

12 剂。

服上方药剂后患者康复，解除了她的后顾之忧和痛苦。

236 鼻渊

张某，男，35 岁。锅炉工人。嗜饮酒，食辛辣、肥腻食品。患鼻渊多年未治好。一日来门诊请我看病。患者面赤，唇红，体胖。脉弦数，舌质艳红，舌中焦黄苔。小便黄热，长期鼻塞不通，流脓涕，涕色黄稠绿，嗅觉不好。本病病根在中焦脏腑，为胆火、肝热所致。热毒遵循于肺脏，导致痰火阻滞于鼻。治以泻肝胆实热为先导。处以龙胆泻肝汤：

龙胆草 10g	白芍 12g	车前子 15g（包）
生地黄 12g	黄芩 10g	柴胡 12g
木通 10g	当归 12g	栀子 12g
泽泻 15g		

5 剂。

二诊：患者小便转清，浓涕减少，胆火肝热已被清泻。对肺脏的热蒸锐减。患者脉弦，舌质淡红，苔薄。面比较以前没那么赤红了。嘱其少饮酒，少吃辛辣、肥腻、油炸食品。二诊方肃清肺脏和鼻孔顽痰，散结，开提肺气，一升一降，配合针灸治疗 1 个疗程。处以龙胆泻肝汤加减：

黄芩 12g	地骨皮 20g	半夏 12g
薄荷 12g	葶苈子 15g（包）	桔梗 12g
苍耳子 15g	枳壳 10g	龙胆草 10g
川楝子 10g	茯苓 15g	鹅不食草 6g

桑白皮 12g	柴胡 10g	陈皮 12g
辛夷花 12g	厚朴 12g	枳壳 10g
金银花 15g	连翘 12g	

10 剂。

针灸方：

迎香、合谷、足三里、丰隆、列缺、太冲（泻）、行间。

7 天为 1 个疗程，每日 1 组次。

针药并用，标本兼治。缩短了治疗时间，见效快，增加了患者信心。经过十几天的治疗，患者康复。

237 鼻敏感

尹某，女，68 岁，是马来西亚华人，退休教师，住新山福林园。2010 年 6 月 24 日来诊室就诊。她一只手用以诊脉，另一只手拿手帕不停抹鼻涕。脉浮，舌质淡白，舌苔白湿，前额头隐痛不适，流鼻水，鼻痒，打喷嚏，经常发病，早在十几年前就患此病，至今未愈，只要少许遇风寒就犯病。患者为教师，发病时影响正常教学。本病为素体营卫不和，肺气不利。肺开窍于鼻，而肺又主皮毛，因此一旦伤风就犯鼻敏感旧疾，西医称之为过敏性鼻炎。治以泻肺，宣肺，降逆，调和营卫，固表。

黄芩 12g	白芷 10g	苏子 12g（包）
诃子 12g	炙甘草 12g	葶苈子 12g（包）
苍耳子 12g	薄荷 12g（后下）	黄芪 12g

旋覆花 12g（包）　　防风 12g　　　　辛夷 12g

细辛 5g　　　　　　白术 12g

5 剂。

嘱患者煎药 25 分钟后再加入薄荷，以鼻吸入药气，口吐气，反复约 10 次。吸药气时要保持一定距离，以防烫伤。待药煎好后分两次服用。本方法行之有效，病人自述还没服药鼻孔就感到舒服了，头也不痛了，一举两得，既使用方便又省时省钱。本治疗方法标本兼治，扶正祛邪，效果明显。

放入薄荷后其中的挥发油蒸发到空气中，患者应抓住时机将其吸入，再从口中吐出，如此吐故纳新数次。中药的芳香味物质会兴奋呼吸系统平滑肌，有益肺气升降，而起到收敛和抑制的作用。临床上用本方法治疗患者有效率在 95% 以上。本患者效不更方，继服 5 剂，后不再复发，本方可增强肺脏免疫功能。

238 喉癌 1

苏某，男，65 岁。喉癌末期，于 1998 年 3 月 19 日就诊。患者声音嘶哑，很难听清楚，表情痛苦不堪，说不出话。其夫人说他吞咽困难，日渐消瘦，脾气暴躁，大便结硬，小便黄热，口干口渴。曾经在某肿瘤医院住院治疗，做过化疗，仍不见痊愈，于是患者拒绝继续西医治疗，求治于中医。刻下患者脉弦有力，舌质艳红，光剥苔。这些证候表明患者已病入膏肓，实属难治之症，比较棘手。本病为饮食不节，热痰上乘犯上焦。治以清泻火毒，软坚散结，化痰开窍。处以黄连解毒汤加味：

黄连 10g	黄芩 12g	黄柏 12g
当归 10g	白芍 15g	栀子 12g
生大黄 12g	白牛膝 12g	知母 12g
天花粉 12g	三棱 15g	莪术 15g
山豆根 6g	一枝黄花 12g	白英 15g
川芎 6g	土贝母 15g	射干 12g
金银花 20g	连翘 12g	桔梗 12g
白花蛇舌草 30g	蒲公英 30g	生甘草 10g

7 剂。

山豆根不超过 6g 为妥当。临床上发现 10g 以上患者会心悸、心慌、面白冒汗、气短。

二诊：1998 年 3 月 27 日。患者来门诊时面带微笑，虽则说话仍不太清楚，但明显有好转的迹象。其夫人说服了 7 剂药后病情开始有改善。刻下脉弦，舌红，苔微薄。

白毛夏枯草 30g	青皮 12g	槟榔片 12g
厚朴 12g	桔梗 12g	昆布 30g
海藻 30g	三棱 15g	莪术 15g
炮穿山甲 12g（包）	全蝎 10g	蜈蚣 2 条
蝉蜕 10g	地龙 12g	僵蚕 12g
紫草 10g	生牡蛎 30g	天花粉 15g
川石斛 15g	生甘草 6g	

7 剂。

伴服西黄丸（四川阿坝制药厂），每日2次，每次1支。

复诊：1998年6月13日。患者讲话声音比较清晰，自述吞咽困难基本消隐，但偶尔咽喉部还有梗阻感。脉弦，舌质红，苔薄。病情得到控制。为防止病情复发，继服中药。

白毛夏枯草30g	海藻30g	昆布30g
半枝莲30g	桔梗12g	三棱15g
莪术15g	炮穿山甲12g（包）	天花粉15g
僵蚕12g	全蝎6g	川芎10g
黄芩12g	桑白皮12g	地龙12g
蜈蚣2条	紫草10g	山慈菇12g
射干12g	白芥子15g(包)	广木香10g
青皮12g	甘草12g	

15剂。

伴服西黄丸（四川阿坝制药厂），每日2次，每次1支。

伴服小金丹（成都制药厂），每日2次，每次1支。

海藻玉壶汤中，海藻与甘草属中药十八反，但甘草剂量不能大于海藻。

239 喉癌2

李某，男，44岁，厨师。1998年11月21日就诊。患者系喉癌晚期，经住院接受放疗、化疗后有所好转，但院方建议服中药抗癌。刻下患者痛苦不堪，局部红肿，伤口未愈合，吞咽困难，舌根萎缩，流脓涕，流口水，大便结，小便黄，寐差，脉虚无力，舌苔黄湿，舌质艳红。本病为热毒内遏，热痰纵生，上乘于咽喉所致。

三棱 15g	莪术 15g	生牡蛎 30g
金银花 30g	浙贝母 20g	山慈菇 12g
蛇莓 12g	蒲公英 30g	昆布 20g
海藻 20g	黄药子 12g	野菊花 15g
半夏 12g	厚朴 12g	白芥子 15g（包）
天花粉 15g	茯苓 12g	急性子 15g
黄芩 12g	桔梗 12g	黄连 12g
牡丹皮 12g	当归 12g	白牛膝 12g
生地黄 15g	黄芪 15g	薏苡仁 20g
青皮 12g	陈皮 12g	玄参 12g
白芍 12g	生大黄 12g	乳香 12g（包）
没药 12g（包）	白芷 10g	生甘草 10g

7剂。

伴服西黄丸（四川阿坝制药厂），每日2次，每次1支。

二诊：11月30日。病人自述服药后每日排便三次，呈深褐色，肿瘤局部已消肿一半，吞咽困难缓解，脉弦滑，舌质红，舌苔黄腻。

三棱 15g	莪术 15g	浙贝母 20g
山慈菇 12g	蜈蚣 1 条	全蝎 6g
炮穿山甲 10g	威灵仙 20g	厚朴 15g

青皮 12g	陈皮 12g	广木香 10g
当归 12g	川芎 12g	干蟾皮 10g
牡丹皮 12g	西牛黄 0.2g（兑服）	天花粉 15g
白芥子 15g(包)	半夏 12g	茯苓 12g
黄芪 20g	甘草 10g	

7 剂。

伴服西黄丸（四川阿坝制药厂），每日 2 次，每次 1 支。

伴服小金丹（成都制药厂），每日 2 次，每次 1 支。

中医临床医学中，威灵仙多用于治疗风湿。但是从《中医杂志》获知，治疗喉疾病患，佐于方中有特殊疗效，从中受到启迪。

三诊：12 月 10 日。患者自述病情大有好转，症状减轻，饮食基本正常，肿瘤基本消退，大小便正常，脉弦滑，舌质红，苔黄腻。我认为余毒仍未尽。

黄芪 30g	党参 15g	茯苓 12g
白术 12g	苍术 12g	半夏 12g
薏苡仁 20g	白芥子 15g(包)	天花粉 15g
浙贝母 20g	白蚤休 15g	半枝莲 30g
半边莲 30g	白花蛇舌草 30g	金银花 20g
蒲公英 30g	野菊花 12g	紫花地丁 15g
皂角刺 15g	炮穿山甲 10g(包)	桔梗 15g
生蒲黄 15g（包）	五灵脂 15g	生甘草 6g

10 剂。

伴服西黄丸（四川阿坝制药厂），每日2次，每次1支。

伴服小金丹（成都制药厂），每日2次，每次1支。

药尽病除，重返工作岗位。

240 口腔溃疡 1

杨某，女，45岁。患口腔溃疡数日，经西医治疗未愈，求治于中医。患者舌根及口腔内壁有多处溃疡、脓点，口臭，大便结，小便黄热，脉细数，舌质红，舌苔黄。

黄连 10g	知母 12g	玄参 12g
赤芍 12g	栀子 12g	生甘草 10g
黄芩 12g	生石膏 30g	生地黄 12g
当归 12g	柴胡 12g	肉桂粉 1g（兑服）
黄柏 12g	竹叶 12g	牡丹皮 12g
川楝子 10g	升麻 12g	熟大黄 10g

4剂。

服药几天后痊愈。方中黄连配伍肉桂粉为反佐之意，黄连苦寒，而肉桂粉辛温大热，以10∶1的剂量，能有效引火归原。以黄芩、黄连、黄柏清泻三焦之火，佐以川楝子、大黄获捷效，以知母等药补水补胃阴，以牡丹皮、赤芍、生石膏、当归凉血活血、养阴血，柴胡、升麻载药上行，而柴胡又能引药入肝。

我日常工作中常会遇到这类患口腔溃疡的病人，有些患者自认为是体内火气重了，服用一些抗生素或者是中成药、凉茶，仍无效果才来看中医。按中医理论辨证论治，口腔溃疡多因胃阴不足、肝火、胃火炽热而引起。主要是患者平素喜爱辛温、辛燥、辛辣食品。病重者可见口腔左右壁及舌面、舌边和牙龈处均有溃疡点。患上此病往往会口臭、局部疼痛、咽喉干痛、大便结硬或小便黄热、喜喝冷饮。由于胃火炽热，吃下的食物很容易被消化掉，多数患者有易饥饿的感觉。中医治疗应清泻肝火，引火归原，补水生津，补其胃阴。

241 口腔溃疡 2

刘某，女，30 岁。一贯喜好嚼槟榔、抽烟喝酒。口腔溃疡数日，经西医治疗未见好转。一日求治于我。患者口腔、舌根以及口腔内壁有多处溃疡，有脓点。脉沉细，舌质淡白，苔黄。

黄连 10g	黄芩 12g	知母 12g
竹叶 12g	肉桂 3g	黄柏 12g
生石膏 30g	玄参 10g	当归 12g
赤芍 12g	柴胡 12g	牡丹皮 10g
栀子 12g	升麻 12g	

3 剂。

过了几天，路过我门诊，告知已痊愈。

方中黄连配伍肉桂入煎，有引火归原的作用。在中医理论上属于反佐，此药对在临床应用中效果颇佳。口腔溃疡一般证属虚火上炎，平时患者好食辛辣油炸食品。此外，多吃芒果或鲜荔枝，以及嚼槟榔过多，也可导致此病的发生。

242 咽喉炎

黄某，男，48 岁。患咽喉炎几年，看过几次病，仍未治愈，很是烦恼。患者喉底部有不均匀的红色疱疹，咽部有梗阻感，咽部充血，干咳不适，声音嘶哑。脉濡，舌质淡白，苔黄腻。本病为湿热结集于喉部，中医诊断为梅核气。治以宣肺理气，开提肺气，清肺利咽，清利湿热，载药上行。处以半夏厚朴汤加味：

半夏 12g	茯苓 12g	陈皮 12g
黄芩 12g	厚朴 12g	生姜 2 片
薄荷 12g（后入）	蝉蜕 10g	冬桑叶 12g
威灵仙 12g	白牛膝 12g	苏叶 12g
僵蚕 12g	桔梗 12g	甘草节 10g

15 剂。

二诊：患者服药后自感症状减轻，效不更方，再进 7 剂。一年多来未再犯病。嘱其今后忌烟酒、槟榔。梅核气病证虽小，但很难治愈，经常反复。一般来说，需服药治疗 15 天后病情才能稳定。

243 扁桃体发炎伴脓肿

张某，男，28 岁。扁桃体发炎红肿化脓，吞咽困难，局部疼痛。脉细数，舌质红，苔黄，大便结，小便黄，伴低热。本病为肺胃炽热，胃阴不足。治以排毒养阴，凉血活血，泻下焦实热，使邪有出路。处以复方黄连解毒汤：

黄连 6g	知母 12g	竹叶 10g
牡丹皮 12g	黄芩 12g	栀子 12g
玄参 12g	赤芍 12g	黄柏 12g
马勃 12g（包）	当归 12g	金银花 15g
蒲公英 20g	麦冬 12g	生大黄 12g（后入）
银柴胡 12g	白蚤休 12g	生地黄 12g
山豆根 6g	甘草节 10g	北沙参 12g
胖大海 12g	桔梗 12g	

5 剂。

二诊：患者转好，咽不痛了，消肿，仍口干，小便黄，脉细数，舌质红，苔少。处以大补阴汤加味方：

生地黄 12g	熟地黄 12g	知母 12g
麦冬 12g	滑石粉 15g（包）	龟板 12g
黄芩 12g	赤芍 12g	天花粉 15g
青黛粉 12g（包）	黄柏 12g	当归 12g
北沙参 12g	甘草粉 15g（包）	牛膝 12g

车前子 15g(包)　　　泽泻 15g　　　　　木通 10g

5 剂。

患者未再来复诊，月余后偶遇，告知已痊愈。

244 腮腺炎

邱某，男，8 岁。患腮腺炎，家长携其找我看病，要求吃中药。患儿双耳下肿烫，咽喉不适，张嘴困难，颈部有淋巴结。脉弦数，舌质红，苔白。时值春末，我辨证为春瘟疫毒犯上。处以清瘟败毒饮：

金银花 10g　　　北豆根 5g　　　白芷 3g

紫草 5g　　　　　连翘 6g　　　　荆芥 5g

陈皮 5g　　　　　水牛角 5g　　　板蓝根 6g

防风 5g　　　　　牡丹皮 6g　　　芦根 6g

甘草节 6g　　　　黄芩 6g　　　　一枝黄花 6g

生地黄 6g　　　　淡竹叶 6g　　　蒲公英 10g

5 剂。

青黛粉、黄醋盛入擂钵内，用老鹿角磨汁后，用鹅羽毛或洁净毛笔，蘸此药汁外涂患处。一般 3 天即可痊愈。

245 慢性咽喉炎

罗某，男，54 岁。湖南人。2001 年 10 月 20 日就诊。患者干咳少痰，咽部有不适梗阻感，喉底部有多粒不均匀的粉红色疱疹，双肺正常，脉弦数，舌质淡白，舌苔白湿，舌边有齿痕。本病为脾胃湿热上乘，肺气不利，饮食不节，湿热聚集于上焦，久而形成节结，中医统称此病为"梅核气"。治以化痰散结，清肺利咽。处以半夏厚朴汤加味：

半夏 12g	厚朴 12g	茯苓 12g
陈皮 12g	生姜 3 片	薄荷 12g
黄芩 12g	桑叶 12g	蝉蜕 10g
威灵仙 12g	白牛膝 12g	苏叶 12g
桔梗 12g	甘草 6g	

10 剂。

二诊：2001 年 12 月 10 日。服药 10 剂后，患者前来复诊，诸症好转。咽部比较舒服，偶尔有一点干咳，脉弦细，舌质淡红，苔薄。在上方中加生地黄 10g，玉竹 10g，百合 20g，补其肺阴，再进 10 剂，终将顽疾治愈。

246 中耳炎

黎某，男，17 岁。有一次耳内进水，发炎化脓，局部胀痛，虽经西医注射抗生素和口服西药，病情有所控制，但终究未愈。刻下患者双耳听觉尚可，但耳内脓水时常发出一股臭味，脉濡，舌质淡白，苔黄白。本病为耳内被不洁净物所蚀。治以燥湿化痰，芳香除秽。处以四妙汤加味：

黄柏 12g	薏苡仁 30g	草豆蔻 12g
木香 12g	苍术 12g	半夏 12g
白术 12g	虎耳草 15g	牛膝 12g
草果 10g	陈皮 12g	鱼腥草 30g
白蚤休 12g	桔梗 12g	甘草 6g

7 剂。

外用药：

用冰硼散少许撒入洁净面纸上，卷成小纸筒。令患者张开口。医者双手将耳孔门轻轻拉大点，口含纸卷筒，将药粉吹于耳内。每日 1 次。嘱其父母如此效仿，1 周后复诊。

冰硼散成分：冰片、硼砂、朱砂、玄明粉。中药店有售。

二诊：患者好转，不流脓水了。按上方再进 7 剂，完全康复。

247 耳鸣

廖某，男，32 岁。铁路客运段司机。患者耳鸣，经铁路医院治疗未愈。求治于我。患者者心烦，心燥不安，面红耳赤，小便黄热，大便结，寐差，脉弦数有力，舌质红，苔少干涩。本病为肝气上逆，肝胆实热横溢，水不抑木。治以补水滋阴，安神定志，直折肝火，交通心肾。配合针灸治疗。

黄芩 12g	生铁落 100g	柴胡 6g
莲子心 3g	黄柏 12g	生龙齿 30g（包）
郁金 12g	竹茹 12g	知母 12g
生牡蛎 30g（包）	生地黄 15g	石菖蒲 12g
龙胆草 10g	川楝子 10g	麦冬 12g
茯苓 12g	炙远志 12g	五味子 12g
朱茯神 15g	夜交藤 15g	柏子仁 12g
酸枣仁 12g		

7 剂。

针灸方：

1 组：内关、神门、三阴交、太冲（点刺放血）、心俞、中渚。

2 组：合谷、内关、神门、印堂、百会、足临泣、耳门。

每日 1 组次，轮换，7 次为 1 个疗程。

二诊：患者病证减轻，眠佳，心情转好，脉弦细，舌质红，舌苔黄薄。处以一贯煎加味：

川楝子 10g	北沙参 12g	枸杞子 15g
淡竹茹 12g	当归 12g	麦冬 12g
栀子 12g	朱茯神 15g	生地黄 12g
玄参 10g	知母 12g	琥珀粉 15g(包)
酸枣仁 12g	生龙齿 20g（包）	五味子 15g

夜交藤 15g   柏子仁 12g

7 剂。

服完上药后患者恢复正常,重返工作岗位。

248 耳聋

吴某,男,17 岁。因从小生病时就吃西药、打链霉素,致双耳听力下降,特别是右耳尤为严重,父母非常着急。去医院做耳镜检查显示耳膜正常。一日求治于我。患者在交谈时听力不好,反应迟钝。脉沉,尺脉虚,舌质淡白,少苔。本病为脾虚气弱,属先天性的肾气虚,正气不能贯通五窍。治以补中益气,提升中焦之气,补以肾气。兼滋阴补阳。配合针灸疗法。处以复方六味地黄汤:

山药 30g	牡丹皮 12g	炙远志 12g
炙甘草 12g	山茱萸 12g	泽泻 12g
黄芪 15g	桔梗 12g	熟地黄 12g
石菖蒲 12g	党参 12g	枸杞子 15g
茯苓 15g	九节菖蒲 12g	白术 12g
磁石粉 20g(包)	炮穿山甲 6g(包)	当归 12g
川芎 6g	白芍 12g	鹿角霜 12g(包)
陈皮 10g		

7 剂。

针灸方：

1组：耳门、听宫、听会、合谷、百会、足三里（灸）。

2组：中渚、肾俞、肝俞、脾俞、膈俞。

每日1组次，每次25分钟，7次为1个疗程。

外用药：

石菖蒲、九节菖蒲、炮穿山甲、冰片、磁石粉各等份，碾末过筛，用一层消毒纱布将药粉包扎如梧桐子大，晚上睡觉时塞入双耳孔。次日早晨拔掉，每日更换一次，连续15天。

二诊：听觉似乎较前好些，就是针灸和吃药不方便，脉沉细，舌质淡红，苔薄。于是处以复方磁珠丸：

磁石粉150g	当归100g	桔梗20g
远志肉30g	炮穿山甲20g	川芎20g
石菖蒲30g	茯苓100g	熟地黄100g
山药100g	蜈蚣10条（去头足）	山萸肉60g
益智仁60g	木香30g	朱砂3g（滚衣）

1剂。

嘱其打粉水泛为丸，每日3次，每次12g。服药后康复。

249 耳内化脓

唐某，女，21岁。右耳有慢性乳头化脓，耳臭，外耳周围红肿疼痛流脓水，反射到头部出现不适。脉细数，尺脉沉，舌质红，舌边有齿痕，舌苔白湿。本病为脾不化湿，湿郁久而化热。

痰火上乘于耳。治以补中益气，燥湿化痰，脱毒利湿。

黄芪 12g	大蓟根 20g	蒲公英 20g
紫背天葵 12g	党参 12g	苍耳子 12g
金银花 20g	乳香 12g（包）	没药 12g（包）
白术 12g	虎耳草 12g	紫花地丁 12g
木香 12g	苍术 12g	鱼腥草 20g
野菊花 15g	桔梗 12g	当归尾 12g
天花粉 15g	防风 12g	浙贝母 20g
白芷 12g	赤芍 12g	皂角刺 12g
薏苡仁 20g	陈皮 10g	甘草 10g

10 剂。

外用药：冰硼散（中药店有售）吹耳，每日 2 次。

二诊：经口服中药及外用吹耳药，化脓已得到控制。我在上方中加炮穿山甲 10g，再进 7 剂。

三诊：患者脉弦细，舌质淡红，苔薄白，外耳红肿已愈。为巩固疗效，处以五味败毒饮加味：

金银花 15g	紫背天葵 12g	川芎 12g
苍耳子 12g	蒲公英 20g	白蚤休 12g
半夏 12g	苍术 12g	紫花地丁 12g
虎耳草 12g	茯苓 12g	黄芪 15g
野菊花 12g	当归 12g	白术 12g
天花粉 15g	浙贝母 15g	皂角刺 15g
防风 12g	白芷 12g	炮穿山甲 6g（包）

柴胡 6g　　　　桔梗 12g　　　　陈皮 12g

甘草 6g

7 剂。

服药后患者痊愈。

250 内耳化脓性肿瘤

刘某，女，21 岁。家住长沙市望城坡。2000 年 2 月 17 日上午携带湖南省武警总医院 CT 扫描报告，来我门诊求治。以往病历显示患者右耳慢性乳头炎合并胆脂瘤化脓。患者自述脑右侧胀痛，坐立不安，左肾阵发性胀痛。脉细数，尺脉无力，舌质红，舌边有齿痕，舌苔白腻，小便黄热。本病为痰湿壅滞，冲任失调，痰湿循行于耳内作祟。治以益气健脾化湿，软坚散结，活血化瘀，行气止痛。

黄芪 12g　　　　党参 12g　　　　白术 12g

白芥子 15g(包)　　苍术 12g　　　　大蓟 20g

苍耳子 12g　　　浙贝母 20g　　　虎耳草 20g

鱼腥草 20g　　　薏苡仁 20g　　　蒲公英 20g

金银花 20g　　　紫花地丁 12g　　野菊花 25g

天葵 12g　　　　皂角刺 12g　　　乳香 12g（包）

没药 12g（包）　　蜈蚣 2 条　　　当归尾 12g

木香 12g　　　　川芎 12g　　　　桔梗 12g

赤芍 12g　　　　天花粉 15g　　　防风 12g

白芷 12g   陈皮 12g

10 剂。

外用药：

冰硼散吹于耳内，每次 0.5g，每日 2 次。

冰硼散组成：玄明粉 3g，硼砂 3g，梅片 0.4g，朱砂 0.5g，碾末如面粉。

用法：每次将冰硼散 0.5g 置于纸张上，卷成筒状，吹入耳内。

二诊：2000 年 2 月 29 日上午。患者自述服药后感觉耳内的肉瘤自然地掉出来，每日掏出不少耳屎，不流脓水了，不痛了。药已对症，效不更方，唯独在上方加炮穿山甲 10g，7 剂。冰硼散继续使用。

耳内突发化脓性胆脂肉瘤临床上比较少见，中医认为本病为痰与湿热所结所致，治以清热化痰。以白芥子配伍蜈蚣、川芎，药性无处不到。以软坚散结，清热利湿善后，方可治愈。

三诊：2000 年 3 月 14 日。患者病情转好，脉弦数，耳内零星掉下一些肉瘤残余，但耳内仍有腥臭味。左面颊红肿疼痛已消失。处以五味败毒饮加味：

金银花 15g   蒲公英 20g   紫花地丁 12g

野菊花 12g   紫背天葵 12g   白蔹休 12g

虎耳草 12g   当归尾 12g   川芎 12g

半夏 12g   茯苓 12g   白术 12g

苍耳子 12g   苍术 12g   黄芪 15g

天花粉 15g   浙贝母 20g   皂角刺 15g

白芷 10g　　　　防风 12g　　　　柴胡 10g

桔梗 12g　　　　炮穿山甲 10g（包）陈皮 12g

7 剂。

虎耳草素片 1 瓶（中药店有售，0.1mg×100 粒装），每次 1 粒碾末吹耳。

经以上治疗，患者打来电话说完全康复，表示感谢。

其他疾病

251 体虚

我的朋友吴老师说自己一天精神疲乏，请我诊治。吴老师工作忙碌，经常目干涩，口干伴心烦。其脉象虚弱无力，舌质红，舌苔干涩。我认为她是气阴两虚，本应开方给予调理，但吴老师没有时间煎药，所以只能给一些简便的经验方供她每天当茶饮。

泡参 5g（切片）　　麦冬 10g　　　　杭菊花 3g
枸杞子 15g

每天用开水冲泡一杯当茶饮。

事隔十多天，吴老师喝了一个星期这样的茶，精神好转，心情也舒畅了，心烦、目涩、口干都没有了，并且说既芳香又甘甜，要求按上方配些再喝几天。方中泡参益气提神，麦冬清心去心火，与泡参配伍益气生津，菊花芳香开窍醒神，又有清肝明目之效，配枸杞子滋阴补肾，清肝明目。久服无妨。

252 空调病

在马来西亚城镇居室、办公室、医院大多装置了空调，给人们营造了凉爽舒适环境。但是长时间工作和生活在空调房里身体就会出现不适，如皮肤显干燥无光泽，目干涩，鼻咽部会感觉干燥不适。长时间在空调房里工作的人会出现精神疲乏伴头闷。出现这种情况时，我建议到室外空气新鲜的地方做几次深呼吸，并在装有空调的房间内放置一盆洁净的水。在水里滴几滴风油精或者六神花露水，室内会显得清凉舒适。空调在输送冷气的同时也会把室内的湿热之气排出，所以人处于室内，久之皮肤会变得干燥暗淡无光泽。如放一盆水就可以适当避免这些不良现象的发生。空气中不可无水分，要保持一定湿度，人体才能舒适健康。室内也可以装一个换气扇。

除此之外，对于房内铺有地毯的，更应该每天用吸尘器清洁一次，也同时把门窗打开换一下室内空气。如客厅等人来往多的场所，最好装有杀菌紫外线灯，以杀灭空气里漂浮的细菌。可在没有人的情况下照射 30 分钟或 1 个小时，防止室内细菌滋生。对于医院门诊室和病室更应该对床、桌、椅、地面用消毒液稀释擦抹，保持室内洁净卫生，预防疾病的发生，保持身体健康。

253 空气污染带来的综合病证

由于印度尼西亚大面积的人为烧芭和森林火灾，造成了周边各国空气严重污染，尤以新加坡、马来西亚受害最为严重，其中新山地区是严重灾区。这段日子可以说是白天不见太阳，晚上不见星星月亮，灰暗色朦胧的天空就像一个大锅盖把人们压得透不过气来。另外奔驰在马路上的汽车排放出来的二氧化碳等尾气都难以挥发到大气层，天气又一度没下雨水，气候闷热，大多数人都待在空调房里，被污染的空气夹杂着粉尘飘浮物，严重危害人体健康。

空气污染所致疾病多见头痛干咳，咽喉痛，咽喉痒，口干，目涩，心烦纳闷，寐差睡觉不安，伴咽干，夜里醒来要喝凉开水。有些人心情郁闷加上工作的劳累更使精神疲惫不堪。这时人体除应多补充水分外，还需补充一些含维生素 C 多的水果，如猕猴桃、橙子、柠檬。口服维生素 B_2，成人日服 2～3 片（每片 25mg），多吃一些易消化新鲜蔬菜水果，少食辛温油炸和辛燥辛辣食品。

中医药多从清心养肺和生津解渴来调理。对于精神疲倦、乏力、心情纳闷、口渴，可服下方：

泡参须 12g	罗汉果 1 个（打破）	桔梗 10g
天冬 12g	薄荷 10g	麦冬 12g
甘草 10g		

1 天 1 剂，1 周为 1 个疗程。

咽干疼不适、干咳、口干，伴大便结硬者，服下方：

黄芩 12g	连翘 12g	天花粉 12g
百合 15g	炙枇杷叶 12g	冬桑叶 12g
牛蒡子 12g	玉竹 12g	川贝母 10g
炙甘草 12g	金银花 12g	射干 12g
北沙参 12g	胖大海 10g	

1 天 1 剂，5 天为 1 个疗程。

心烦难眠、口干、目涩、忧心忡忡者，服下方：

淡竹叶 12g	杭菊花 12g	生石膏 10g
玄参 12g	黄柏 12g	夏枯草 12g
枸杞子 12g	生地黄 12g	麦冬 12g
知母 12g	丹参 10g	五味子 12g
甘草 10g	天冬 12g	

1 天 1 剂，5 天为 1 个疗程。

254 股市综合征

股市动荡，有些股民就不知不觉地罹患了各种疾病，如高血压、冠心病、脑溢血、心肌梗死、忧郁症、精神分裂症等。常见到的有情绪失常，时而高昂时而低沉，时而哀叹，时而兴奋不已，时而失魂落魄，甚至有人性情突然变得暴躁，伴有精神疲乏、头晕头痛、心忡、心悸、失眠多梦，继而皮肤有失光泽红润，面色黯淡无光，面部皱纹增多等。过分的喜、怒会使血压升高，忧、思、悲、惊、恐都会伤及内脏，使人体内分泌功能紊乱，消化吸收功能紊乱，血液循环加快，人体新陈代谢功能加速，也会造成人体阴阳失调，气血不和，导致各种疾病的发生。股市有收益也有风险，还是以身体健康为重。奉劝有高血压病、心脏病的患者不介入为上策。股民也应提高保健意识，身边常备一些相应的中药和西药。如丹参片、速效救心丸、尼群地平片、硝酸甘油片、天王补心丹、补中益气丸、洋参丸等。如天气炎热时，可选用藿香正气水、十滴水、风油精、仁丹等药物。中药益气养心安神汤有益气提神、清心养脑、补心养心安神作用。

黄芪 10g	麦冬 10g	薄荷 5g
枸杞子 10g	白甘草 5g	白参须 5g
嫩竹叶 5g	杭白菊 5g	五味子 5g

泡水当茶饮。

255 基孔肯雅后遗症

许某，男，36岁，马来西亚柔佛州人，是制药厂老板。2008年9月5日就诊。患者诉说蚊子叮咬后患此病症，经专科医院治疗花掉5千余令吉，基本上稳定，但是没完全康复。刻下全身骨骼酸痛，精神萎靡不振，纳食不香，双下肢轻度水肿。较之前消瘦，说话声音低微，全身乏力，脉弦无力，舌质淡红，苔黄腻，血压110/60mmHg，心率68次/分钟。本病为被黑斑蚊叮咬，毒素进入体内作祟。治以清瘟败毒，清退虚热，消肿利湿。处以青蒿鳖甲汤加味：

青蒿 15g	鳖甲 12g	秦艽 10g
银柴胡 12g	地骨皮 15g	胡黄连 12g
败酱草 15g	虎杖 12g	桑枝 12g
清风藤 12g	忍冬藤 15g	防己 12g
黄芪 12g	牛膝 12g	

5剂。

　　药服 5 剂后，患者一日来门诊对我说：中药如此神效，就服你 5 剂药，症状完全消失，现在身体恢复正常了，精力充沛，深表感谢。